Déborah Schouhmann-Antonio

Préfaces du Pr Renato Fanchin
et du Dr Charles Brami

Parentalité heureuse

Infertilité : mon guide vers l'espoir

jouvence
EDITIONS

Dans la même collection aux Éditions Jouvence :

Acroyoga avec mon enfant, Julien Levy

J'ai confiance en toi, Soline Bourdeverre-Veyssiere

50 astuces pour que mon enfant mange des fruits et des légumes, Nicole Béguin

Ma grossesse Feng Shui, Caroline David Keskin

Je t'attends : ma préparation à la naissance en conscience, Valériane Gosset et Céline Laloux

La Sécurité affective de l'enfant, Marie-Dominique Amy

30 activités théâtrales pour l'épanouissement des enfants, Marie Poulhalec

Catalogue gratuit sur simple demande

ÉDITIONS JOUVENCE
France : BP 90107 – 74161 Saint-Julien-en-Genevois Cedex
Suisse : Route de Florissant, 97 – 1206 Genève
Internet : **www.editions-jouvence.com**
Mail : info@editions-jouvence.com

ISBN : 978-2-88953-063-2
Couverture : Éditions Jouvence
Maquette et mise en page : Frank Pitel [grad-design.fr]
Illustrations de couverture : AdobeStock.com : © sewcream, © Tornado design
Éléments graphiques : © Freepik

Et si on lisait ?

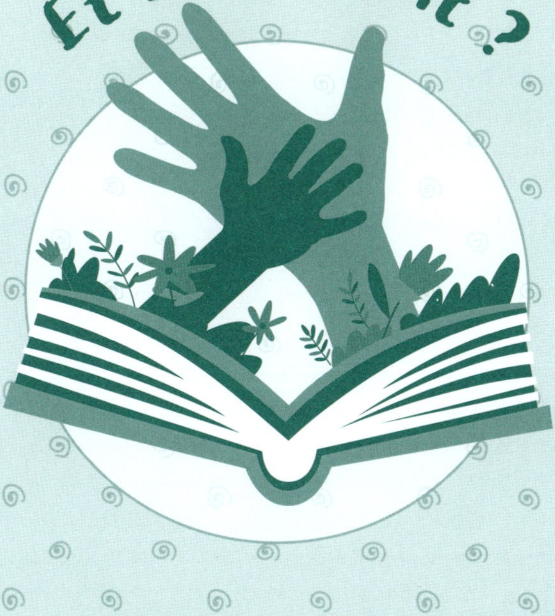

Un chemin vers l'espoir

« J'ai 32 ans quand je décide de devenir mère. Fraîchement mariée, heureuse dans ma vie professionnelle, je me dis que c'est le bon moment pour avoir un enfant. Je me sens prête pour cette nouvelle aventure, et l'appartement que je viens d'acquérir est fait pour accueillir un enfant. Puisque tout est en place, il reste juste à tomber enceinte !

La décision est prise en accord avec mon mari d'arrêter la pilule, j'entre dans le monde des futures mamans. Mais la vie est parfois redoutable et ne laisse pas de temps pour savourer cette période qui va rapidement s'obscurcir par la découverte – à la suite de douleurs ovariennes –, que je suis atteinte du syndrome des ovaires polykystiques*.

A priori, disent les médecins, rien de bien grave, mais peut-être que les choses prendront plus de temps que prévu. Les mois passent et je décide de prendre un autre avis, pour être sûre de ne pas avoir de déconvenue.

Mais le couperet tombe, au vu des résultats les choses se compliquent, et un premier traitement est proposé. J'ai bien en tête toutes les possibilités d'aide à la procréation qui m'ont été exposées. Je me sens en toute confiance dans ce parcours, car les possibilités sont nombreuses.

Mais les premiers traitements ne donnent rien de probant, la fatigue devient plus présente et les premiers doutes apparaissent. Rapidement, mon gynécologue explique qu'en l'état elle ne peut plus nous aider et nous adresse à une de ses consœurs, spécialistes de PMA et donc d'infertilité. Le mot est lâché ! Il faut quitter le cocon du cabinet du gynécologue en ville pour pouvoir rejoindre le monde de la PMA.

Ma vie en PMA

Cette experte en infertilité, plutôt humaine et communicante, nous explique que la meilleure option c'est la FIV (Fécondation in Vitro) ! Cette nouvelle est une douche froide, car cela implique que nombre d'autres possibilités ne sont donc plus possibles, et que nous devons entrer directement en FIV. L'étau se resserre.

Deux ans se sont déjà écoulés, les échecs sont déjà nombreux, la fatigue, le doute et la colère déjà bien ancrés, pourtant, je ne lâche rien et commence mon parcours en PMA comme un nouveau challenge qu'il faut remporter.

La première FIV est plutôt positive, de beaux ovocytes* qui donnent lieu à de beaux embryons, un espoir chevillé au corps, tout semble possible. Mais le résultat négatif vient anéantir tout espoir. La chute est d'une violence sans nom, et il semble impossible de reprendre le chemin des traitements. La naïveté du premier essai n'est plus, la vérité est là, le parcours est douloureux physiquement et psychologiquement et le résultat n'est pas au rendez-vous.

Chaque examen me désarçonne un peu plus, me met à nu, les mauvaises nouvelles s'accumulent, et le monde extérieur devient lui-même hostile.

J'ai mon job, qui est un des piliers de ma réussite, et chaque jour j'enfile mon costume de "warrior" pour faire face aux autres et à leurs questions maladroites sur la maternité.

Quatre ans passent, l'espoir n'est plus là, la fatigue fait place à la souffrance, la lassitude et le désespoir. Nous vivons au rythme des traitements, dans l'attente de bébé, tout est en sommeil.

Tout arrêter, c'est la décision qui s'impose !

Je n'en peux plus et nous décidons de stopper les traitements. Arrêter les traitements c'est anéantir nos chances, mais peut-être retrouver une vie "normale", c'est-à-dire sans médicaments, sans médecin et sans trop de souffrance. Cette pause est-elle définitive ou temporaire ? Peu importe, mais il faut souffler !

Je reviens à la vraie vie, prends le temps de vivre sans contraintes, sans attentes, et retrouve le goût de la vie. La gynécologue me dit que c'est une bonne option, car les traitements ne peuvent pallier tous les soucis physiologiques que nous avons, et que notre chance d'avoir un enfant est infinitésimale !

Cette phrase est terrible, mais c'est aussi une libération. Tous les efforts ne suffisent pas, et s'acharner ne sert peut-être à rien !

Une question se pose alors, que vais-je faire de ma vie imaginée avec des enfants qui ne viendront donc pas. Je n'ai plus de contraintes matérielles qui s'imposent pour accueillir des enfants, et je peux peut-être imaginer une autre vie. Je décide alors de remettre de la vie dans la vie, c'est-à-dire de prendre du temps en amoureux, de faire les voyages que nous avons tellement repoussés, et de s'autoriser à réfléchir à une autre vie professionnelle.

En parallèle de tout cela, je travaille aussi sur mon psychisme, pour faire mon deuil, digérer et accepter l'inacceptable ! Je retrouve mon corps, mon ouverture d'esprit et malgré des moments de grande tristesse, je commence à me projeter dans une autre vie.

Un nouveau chemin personnel et professionnel

C'est après bien des réflexions, des rencontres et des échanges que je décide de reprendre des études pour accompagner les autres, devenir ce que je voulais être à 17 ans. Pas en PMA, mais dans le cheminement de leur vie. Tous ces projets donnent un nouvel élan, un nouveau sens à cette vie.

Nous sommes au printemps et j'avance à grands pas dans cette nouvelle aventure, c'est une reconstruction douce, lente, mais le bien-être que cela m'apporte me pousse à croire que c'était le bon choix. C'est d'ailleurs lors de ce même printemps que je découvre que je suis enceinte... Mon corps m'a envoyé des signaux de grossesse, mais ma tête s'est refusée à les entendre.

Je suis enceinte de deux mois, deux mois de déni ! La première échographie me fait réaliser que oui JE SUIS enceinte, et qu'un petit être, malgré tous les dysfonctionnements physiologiques de notre couple, a décidé de se nider*. C'est un moment de doute, d'espoir et encore une fois de changement de cap. Que faire alors de tous ces projets !

La grossesse est un cadeau merveilleux, mais je décide de ne plus mettre le reste de ma vie entre parenthèses et décide de poursuivre le chemin entamé !

Comme vous l'avez peut-être compris, cette histoire c'est mon histoire. Dix ans après cette aventure, j'ai deux petites filles magnifiques, Hannah et Salomé, qui ont décidé de venir seule sans aide médicale. Et côté projet, oui, j'ai continué à avancer et décidé d'aider et d'accompagner les personnes infertiles à traverser le chemin de la PMA. Chemin qui est assez initiatique, sur soi, la vie, nos aspirations.

Peut-être n'aurais-je jamais décidé d'emprunter une autre voie sans cette histoire. Peut-être ma vie aurait été différente et très heureuse aussi. Mais ce chemin je l'ai fait, et depuis six ans, je suis quotidiennement à l'écoute de ceux et celles qui font aussi ce chemin en PMA. J'ai eu une chance magnifique de pouvoir aboutir dans mon projet de maternité, et en mesure tous les jours le bonheur. Mais j'ai aussi décidé de donner un nouveau sens à ma vie de femme et me révéler dans une autre carrière pour enfin trouver ma place.

Je dis merci à mes filles d'avoir pris leur temps pour venir, cela m'a laissé le temps de cheminer, de m'interroger et de grandir. Elles connaissent l'histoire de leurs parents et se réjouissent chaque fois que l'une de mes patientes attend un enfant.

Alors de cette épreuve et cette souffrance, de ces accidents de la vie (fausses couches, grossesses complexes, interventions chirurgicales...), j'en ai fait une chance, une opportunité que je partage aujourd'hui avec les femmes, les hommes qui sont en détresse. »

Déborah Schouhmann-Antonio

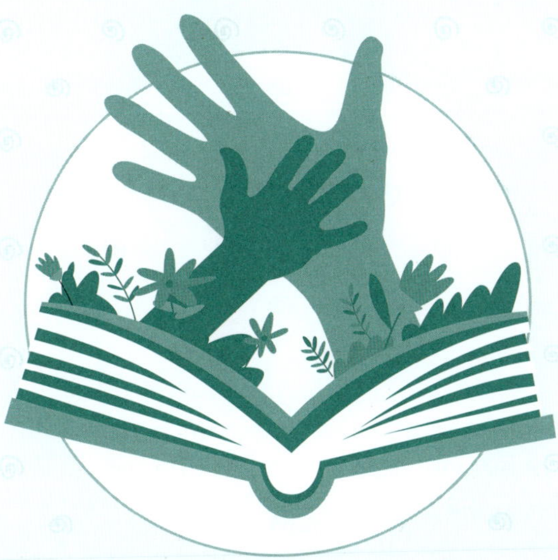

« Si nous ne reconnaissons pas plus souvent le bonheur, c'est qu'il vient à nous avec un visage autre que celui que nous attendions. »

André Gide

Note de l'éditeur

Pour lire la définition des mots suivis d'un astérisque, se référer aux pages 32 à 35.

Sommaire

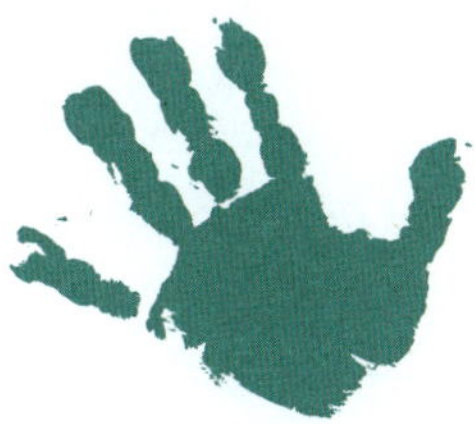

Préfaces

« Connaissez-vous la peine d'une femme qui rêve d'être mère ? »
Brigitte, J'veux un enfant

« Pendant longtemps, à mes étudiants et aux plus jeunes médecins, je m'évertuais à mettre en avant la chose scientifique, à leur expliquer en détail et avec passion les raffinements des diagnostics les plus récents et les thérapeutiques les plus sophistiquées dans le domaine de la médecine de la reproduction. J'investissais un temps fou à leur décrire mes publications les plus récentes dont j'étais si fier, à leur parler des heures de fonctionnement folliculaire et de réceptivité endométriale !

Et puis, j'ai appris. Avec mes patientes, d'abord, par leur certaine douleur si difficile à surmonter et que, curieusement, mes seuls diagnostics et traitements ne soulageaient pas. Et puis avec moi-même, en empruntant le chemin de l'empathie et la bienveillance, que toutes mes prouesses scientifiques et celles des autres ne suffisaient à faire de nous un bon médecin. Que la personne prime toujours sur le mécanisme et que les résultats recherchés ne peuvent être atteints que par l'alliage juste entre l'humain et le savoir-faire technique.

Déborah Schouhmann-Antonio l'avait compris depuis longtemps. C'est donc avec l'autorité de l'ex-patiente qui a décidé de se consacrer à l'information et à la mise en confiance des femmes et des hommes en cours de PMA* (Procréation Médicalement Assistée) que je la félicite pour son ouvrage. Ce livre fera, j'en suis certain, un grand bien aux lectrices et aux lecteurs qui sont souvent désorientés dans un tel processus quelque part fondateur pour leur vie. Elle y met en exergue l'humanisme et la simplicité.

Elle fait du bien aux gens. C'est pour cela que je l'apprécie et que j'ai lu son livre avec satisfaction. »

Professeur Renato FANCHIN
Coordinateur des Centres de PMA
de l'Hôpital Antoine-Béclère, Clamart (2002-2016),
et de l'Hôpital Foch, Suresnes (2016-2018).

« Dans cet ouvrage, Déborah Schouhmann-Antonio délivre à tous les couples présentant une infertilité, un message d'espoir et fait découvrir aux intervenants en procréation médicalement assistée (médecins gynécologues, biologistes...) la face cachée du vécu des couples, ou plus exactement la partie immergée de l'iceberg : l'appréhension des couples face au parcours du combattant que représente le processus de PMA, l'incompréhension d'un langage médicalisé trop technique, une information souvent "bâclée" .

Mais comment tout expliquer au cours d'une consultation qui dure en moyenne 15 minutes ! La détresse devant l'échec, les espoirs souvent déçus de nouvelles avancées médicales trop vite mises en exergue.

À travers sa propre expérience et les témoignages recueillis formidables de sincérité, Déborah Schouhmann-Antonio emploie des mots justes qui nous touchent, et délivrent les couples d'une parole maîtrisée et contenue.

Ayant occasionnellement participé à un des "groupes de parole" qu'elle a organisés, j'ai pris conscience du fossé qui sépare mon discours médical du ressenti du couple. Merci Déborah, cet ouvrage aidera les couples en souffrance, et devrait être lu par tout médecin intervenant en PMA, afin que la prise de conscience permette de mieux adapter le discours et la pratique quotidienne envers les patients. »

Charles BRAMI, chirurgien gynécologue,
spécialiste de la médecine de la reproduction.
Coordinateur scientifique du service AMP
(Assistance Médicale à la Procréation)
de l'Hôpital américain de Paris.

« La plus grande gloire n'est pas de ne jamais tomber, mais de se relever à chaque chute. »

Confucius

Introduction

À l'heure actuelle, nous savons qu'1 couple sur 6 va consulter au moins une fois au cours de sa vie pour un problème d'infertilité. Ce chiffre est grandissant. Est-il explicable ? Certaines raisons sont avancées et nous permettent de mieux comprendre à quoi ressemble aujourd'hui la fertilité.

« L'enfant commence en nous bien avant son commencement. Il y a des grossesses qui durent des années d'espoir, des éternités de désespoir. »
Marina Tsvetaïeva

Notons en premier lieu l'âge tardif des femmes lorsque vient à elles le désir d'enfant.

L'âge moyen de la première grossesse est aujourd'hui en France de 31 ans, contre 21 ans en 1967. Ceci s'explique par le désir des femmes de pousser plus avant leurs études, de poursuivre des carrières plus longues avant de devenir mères, mais aussi par la difficulté pour nombre d'entre elles de trouver « l'amour de leur vie », enfin l'homme qui sera à leurs yeux le père « idéal ».

Ce paramètre de l'âge, notamment chez les femmes, est d'autant plus important à souligner que **la fertilité féminine n'est pas égale de la puberté à la ménopause.** En effet, une femme de 25 ans en pleine santé a en moyenne 25 % de chance de tomber enceinte par cycle. Ce chiffre est divisé par 2 à l'âge de 35 ans, passant ainsi en moyenne à 12 %. Il est de 6 % à 40 ans pour finalement chuter à 3 % de taux de fécondabilité à l'âge de 43 ans.

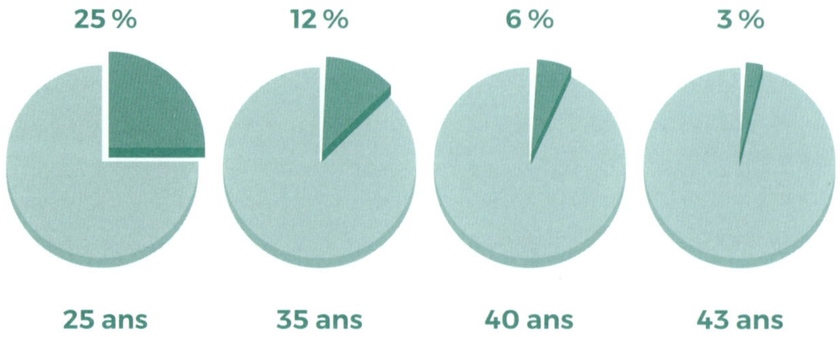

Taux de fécondabilité pour une femme en pleine santé selon son âge.

Il faut avoir en tête que c'est 25 % de chance, seulement, de grossesse par cycle. Ce qui explique que les gynécologues parlent d'une grossesse possible en moyenne au bout d'un an. Notons donc que ce chiffre de 25 % par cycle reste faible, et contrairement aux croyances, il n'est donc pas de 100 % à chaque ovulation*.

Évidemment, toutes les femmes ne sont pas égales et ces chiffres ne restent qu'une moyenne, mais cela est malgré tout un indicateur fort nous permettant de prendre conscience que la fertilité n'est pas éternelle, et que plus l'âge avance, plus les difficultés de procréer peuvent être grandissantes.

De surcroît, il est apparu depuis plusieurs années un déni face à l'âge de la grossesse, notamment à cause de la recrudescence de grossesses de personnalités célèbres après 40 ans. Nous avons vu s'afficher dans les médias, par exemple Monica Bellucci, Estelle Lefébure ou encore Carla Bruni, vivant des grossesses épanouissantes et sans problèmes alors qu'elles avaient en moyenne 43 ans. Cette image d'Épinal a fait passer la grossesse après 40 pour être facile et sans complexité, occultant les difficultés pour tomber enceinte, pour vivre une grossesse sans soucis, mais également faisant oublier les questionnements liés aux grossesses tardives générant fatigue, complexités obstétricales (fausses couches, hypertension, prématurité des nourrissons, etc.). **Sans parler de la difficulté pour un certain nombre de femmes, de vivre le regard des autres quand elles deviennent mères tardivement,** et que s'opposent à elles le décalage avec les autres mamans, ainsi que le regard de leur propre enfant sur leur âge et donc, l'image qu'il perçoit d'elles.

Les femmes ont la chance de vivre plus longtemps qu'auparavant et en meilleure santé. Malheureusement, la fertilité, elle, est toujours identique ; les ovaires des femmes n'ayant pas une espérance de vie plus longue !

Bien évidemment, le facteur de l'âge est essentiel, mais n'est pas le seul à prendre en compte. Sinon le remède à l'infertilité serait tout simplement de faire des enfants plus tôt et le tour serait joué !

D'autres facteurs rentrent en ligne de compte dans la modification et la baisse de qualité de nos gamètes* (ovocytes comme sperme). Ces facteurs sont valables pour les hommes comme pour femmes ! Car aujourd'hui les causes de l'infertilité sont aussi féminines que masculines.

Avant même d'aborder ces différents thèmes, nous pouvons en préambule faire un zoom sur une étude israélienne récente (juillet 2017) publiée dans *Human reproduction update*, qui confirme que la concentration de spermatozoïdes des hommes dans les pays occidentaux a chuté de 50 % en moins de 40 ans. Même si cette étude n'approfondit pas les causes de cette chute, il n'en reste pas moins que **les facteurs que nous développerons ci-dessous sont bien connus pour être des facteurs aggravants comme le tabac, l'obésité ou l'anorexie, les perturbateurs endocriniens ou encore le stress.**

En quelques mots, rappelons que la cigarette est composée de près de 4 000 substances chimiques nocives bien connues pour leur toxicité, et donc leur rôle sur la fertilité. Pour les femmes, signalons notamment que la consommation de tabac sur une longue période aboutit à l'affaiblissement de la qualité ovocytaire, à des soucis d'ordre chromosomique, au mauvais afflux de sang dans l'utérus ne permettant pas un développement « normal » de l'endomètre*, et réduisant de moitié les chances d'accroche de l'embryon... Quant aux hommes : baisse de la qualité et de la quantité de sperme, anomalies chromosomiques, impuissance... sont à notifier.

Dans la même lignée que le tabac nous pouvons dire quelques mots sur le cannabis. Contrairement à bien des idées reçues, la consommation de cannabis n'est en rien réservée uniquement aux jeunes adolescents ou aux jeunes adultes, mais s'étend bien au-delà, et il n'est donc pas rare de voir des adultes qui désirent procréer user du cannabis. La consommation d'un « joint » est 4 fois plus nocive que celle d'une cigarette, et son impact sur la qualité du sperme est quasi immédiat. **Il est à noter que dès l'arrêt de la consommation du cannabis, le sperme retrouve son état normal, contrairement au tabac qui nécessite un arrêt de longue durée pour pouvoir en voir les impacts sur la qualité du sperme.**

Les soucis liés aux **poids** sont également facteurs de soucis dans la reproduction humaine. Il faut pour cela prendre en compte l'indice de masse corporelle (IMC) qui doit se situer dans une moyenne, afin que les gamètes ne subissent pas de dysfonctionnement notable. Une femme ayant un IMC inférieur à 18 (ce qui est communément appelé « maigreur ») aussi bien qu'une femme ayant un IMC supérieur à 30 (communément appelé « obésité ») peuvent connaître des cycles irréguliers, voire une disparition de ces derniers, entraînant une anovulation* ou une dysovulation*, donc pas d'ovulation ou une ovulation non qualitative.

> « *C'est impossible,*
> *dit la Fierté,*
> *C'est risqué,*
> *dit l'Expérience,*
> *C'est sans issue,*
> *dit la Raison,*
> *Essayons,*
> *murmure le Cœur.* »
> *William Arthur Ward*

Il est vrai que **le stress** est un facteur à prendre en compte, mais il est très difficile d'en connaître le véritable impact. Nombre de pays en guerre voient malgré tout le stress que peut générer un tel mode de vie, leur taux de fécondité rester stable, voire augmenter. Pour autant, le stress, même s'il est psychologique au départ, a bien un impact sur le corps humain. Il faut séparer le stress dit « du quotidien » (petits tracas et choses non graves), du stress plus prégnant des personnes très angoissées, vivant des situations de stress fort de courte ou de longue durée. Notons que le stress va générer une contraction musculaire importante sur l'ensemble du corps. Cette contraction musculaire peut donc avoir un impact plus ou moins important sur l'utérus, muscle et réceptacle de l'embryon. Un utérus trop contractile ne permet pas à l'œuf de se développer dans de bonnes conditions.

Enfin, parlons **des perturbateurs endocriniens.** Ces fameux perturbateurs endocriniens sont des produits chimiques de synthèse ou d'origine naturelle, qui interfèrent sur le système hormonal et peuvent, entre autres, avoir des conséquences sur le système de reproduction humain. Parmi ces perturbateurs nous pouvons citer, le Bisphénol A, le DDT (pesticide), les phtalates, etc. Il est difficile d'en mesurer l'impact réel, mais de nombreuses études en confirment les effets nocifs notamment sur le système de reproduction, donnant lieu à des pubertés précoces, une recrudescence de cancers du sein ou encore de tumeurs utérines.

L'invention de la pilule contraceptive dans les années 1950, avancée notable et essentielle pour les femmes, a offert aux femmes de pouvoir choisir le moment où elles désirent devenir mère. Il est donc aujourd'hui inscrit dans l'esprit des femmes qu'elles sont « maîtresses » de leur maternité. La prise de contraceptif empêche d'être enceinte, son arrêt permet une grossesse. Cet état qui semble simple a insinué l'idée de pouvoir contrôler la nature, sans prise en compte des maladies ou pathologies diminuant, voire empêchant une grossesse.

L'invention de la PMA (Procréation Médicalement Assistée) datant de la fin des années 1970 a quant à elle permis de pallier des dysfonctionnements du système de reproduction, et ainsi donner des grossesses à des couples en difficulté.

Les couples ont pour un certain nombre d'entre eux à l'esprit, que si l'on peut choisir le moment de devenir parents, on peut en cas de soucis pour procréer faire appel à la PMA, et ainsi devenir parents. Il n'en reste pas moins que malgré les progrès de la médecine sur le sujet de la maternité, la PMA n'est en rien une solution miracle, mais plutôt un coup de pouce afin d'aider la nature.

Malheureusement, seulement 50 % des couples auront un enfant à la suite d'un parcours en PMA !

Faire un enfant de manière naturelle est un acte simple et plutôt plaisant, même si cela peut prendre du temps. Mais lorsque la machine déraille, cela devient alors le parcours du combattant et l'on entre dans un monde parallèle, celui des Infertiles.

C'est ce monde que nous allons découvrir et explorer. Un monde fait de souffrances tant physiques que psychologiques. Rempli d'espoir, de colère, d'échecs, de victoires... de mille et une émotions !

Nous allons mieux appréhender les aspects médicaux de la PMA, en faisant le tour des différentes techniques mises à la disposition des couples. Nous observerons les difficultés auxquelles les couples doivent faire face, à la fois sur le plan de la flexibilité qui leur est demandée, aussi bien que sur les aspects liés aux effets secondaires des médicaments (hormones), car ces traitements bouleversent le comportement, affectent la sensibilité et les émotions des patientes.

D'autre part, nous aborderons les aspects psychologiques de la question de l'infertilité. Il n'est pas question ici de rentrer dans les mécanismes psychologiques qui vont créer des blocages, pouvant mener les patientes à l'échec de maternité ou empêcher les hommes d'aborder sereinement leur paternité. Nous allons plonger au cœur de l'état psychologique que génère l'infertilité. **En effet, les personnes qui sont infertiles vont pour la plupart, développer une « pathologie psychologique » propre, liée à leur difficulté à devenir parents.** Ces personnes sans soucis psychologiques antérieurs, ces « messieurs et mesdames Tout-le-monde », vont voir leur façon d'être, bouleversée ! Cela peut être déroutant puisque les patients se sentent perdre pied, et par moments, ne se reconnaissent plus ! Ce qui est tout aussi compliqué à comprendre pour l'entourage des patients, qui ne peuvent imaginer (s'ils ne l'ont pas vécu), la souffrance traversée. Nous allons voir quelles sont les incidences de cet état particulier notamment dans la vie intime, familiale, amicale ou encore professionnelle.

Enfin, nous irons au-delà et aborderons la suite du parcours en PMA. Car la vie ne s'arrête pas au bout de six inséminations et quatre FIV. Lorsque les couples arrivent au bout de ce parcours, d'autres options sont possibles pour réaliser leur projet parental. Se posent alors bien d'autres questions ! Par exemple, nombre de gens conseillent à leurs amis, collègues qui sont infertiles, d'adopter. Est-ce une solution ? Une option acceptable ? Dans les cas de don d'ovocytes ou de sperme, puis-je aimer mon enfant en sachant qu'il n'est pas génétiquement de moi ? Et finalement puis-je vivre sans enfant ? Vais-je survivre à cet « accident » de la vie ?

Ce voyage au cœur de la PMA s'adresse évidemment à VOUS, infertiles, qui vous sentez souvent perdus et seuls. Car si vous avez entre vos mains ce livre, c'est que vous êtes sans doute soit en passe de commencer un parcours, soit déjà dans ce tourbillon !

Au-delà de l'analyse « technique » et « psychologique » du sujet, vous y trouverez des conseils, astuces ou bonnes pratiques permettant de mieux vivre au quotidien son parcours.

Mais cette plongée au cœur des infertiles s'adresse aussi à ceux qui essaient de soutenir, d'écouter, d'épauler leurs proches concernés, afin qu'ils puissent mieux appréhender le sujet et le ressenti des personnes qui traversent cette épreuve.

1

Découvrez le monde de l'infertilité !

Si vous avez ce livre entre les mains c'est que le sujet vous concerne. C'est que vous êtes sur le chemin vers l'enfant.

Mais avant de rentrer dans le détail du sujet, et afin de parler le même langage, nous allons planter le décor et zoomer sur quatre données éclairantes pour la suite de votre lecture...

« Un mot d'encouragement lors d'un échec vaut plus qu'une heure d'éloges après un succès. »
André Stern

Faisons d'abord un tour d'horizon de la PMA et débutons par deux interrogations : Quand dois-je consulter ? Que veut dire être infertile ?

Puis nous regarderons les données de la PMA en chiffres. Beaucoup de personnes sont-elles concernées ? Quelles sont les données statistiques sur la grossesse, la FIV, les dons d'ovocytes, etc. ?

Nous essayerons ensuite de comprendre ce qu'est le deuil. Pourquoi parler de deuil ? Parce que l'infertilité oblige nombre de personnes à devoir faire des deuils régulièrement. Deuil à chaque période de règles qui marque le fait que l'enfant ne vient pas, deuil de l'enfant naturel, deuil après chaque traitement infructueux, etc. Sans en dire le nom vous retrouverez cette notion tout au long du livre. Mais c'est quoi le deuil, comment ça marche ? Quelles sont les différentes étapes du deuil ?

Puis enfin, nous allons aussi apprendre à avoir un langage commun pour être tous sur un pied d'égalité face à ce monde. Alors, vous découvrirez le petit lexique des termes médicaux les plus utilisés et leur équivalence du point de vue des personnes concernées par le parcours, c'est-à-dire VOUS.

à retenir

Et puis mettons-nous d'accord tout de suite :

__OUI__ la PMA est complexe à vivre, __OUI__ vous souffrez et cette souffrance n'est pas moins importante qu'une autre, __OUI__ les gens qui ne sont pas concernés ne mesurent pas toujours comme le parcours est long et douloureux, __OUI__ vous êtes nombreux, __OUI__ vous êtes soumis à des choix complexes que vous n'auriez pas imaginés, __OUI__ votre silence est lourd à porter, mais __NON__ tout n'est pas acceptable, __NON__ vous ne méritez pas un enfant moins que d'autres, __NON__ vous n'êtes pas moins forts car vous abandonnez... Gardez la tête haute et soyez plein d'espoir !
Bienvenue en PMA !

1. L'infertilité, c'est quoi ?

L'infertilité correspond à une aptitude diminuée à concevoir et à engendrer une descendance. De manière plus spécifique, elle correspond à l'inaptitude de concevoir après une année de rapports sexuels réguliers. Ce qui est différent de la stérilité qui a un caractère définitif.

Elle est primaire lorsque après un an de rapports sexuels réguliers, deux à trois fois par semaine sans contraception, le couple n'a pas obtenu de grossesse.

Elle est secondaire lorsque le couple a déjà eu au moins une grossesse et qu'il n'arrive pas à en obtenir une autre ou à mener à terme une nouvelle grossesse.

Elle est idiopathique* lorsque après des examens médicaux approfondis sa cause n'est pas retrouvée.

2. Quand faut-il consulter ?

En théorie, il est raisonnable de consulter après une période de dix-huit mois à deux ans de rapports sexuels réguliers sans grossesse. Mais il faut prendre en compte malgré tout l'âge des patients et leurs antécédents. Ce qui dans les faits veut dire qu'il est recommandé :

- **de consulter seulement après six mois de rapport sexuels réguliers sans contraception, notamment pour les femmes de plus de 35 ans ;**
- **de consulter seulement après six mois pour les femmes ayant des antécédents ou des troubles gynécologiques (infections génitales, fibromes*, irrégularité menstruelle...).**

C'est donc un bilan de couple qui va être établi, portant à la fois sur des examens médicaux, mais prenant en compte les aspects d'antécédents familiaux et personnels également.

Aucun traitement ne sera fait à l'aveugle, mais toujours en fonction d'un tableau clinique précis, prenant en compte les dysfonctionnements de l'homme et/ou de la femme et les différentes pathologies décelées lors des examens : les ovaires polykystiques (OPK*), une insuffisance ovarienne, une acidité de la glaire, etc. L'âge, le statut ovarien, d'éventuelles réponses antérieures s'il y a déjà eu traitement, la consommation de tabac, le statut de l'endomètre sont également des paramètres qui seront pris en compte.

La PMA en chiffres

- En France, **1 couple sur 6** consulte un spécialiste.
- Le taux de chance de grossesse naturelle par cycle est en moyenne de **25 % à 25 ans.**
- Le taux de chance de grossesse par FIV est en moyenne de **25 % à 25 ans.**

- **2 FIV sur 3** sont des échecs.
- **85 %** des embryons transférés ne s'implantent pas !
- **1 couple sur 2** sortira du parcours PMA sans enfant !
- On compte **1 à 2 enfants** par classe nés grâce à une technique de PMA .
- En 2015, il y a eu **145 255 tentatives de PMA .**
- Les enfants conçus après PMA ont représenté **3,1 % des enfants** nés en 2014, soit **25 208 enfants.**
- **819 couples** ont pu bénéficier d'un don d'ovocytes en France en 2015.
- **256 enfants** sont nés d'un don d'ovocytes.
- L'ovaire est un sac de follicules*. À sa naissance, une femme en a plusieurs millions et va en perdre environ **30 par jour** tout au long de sa vie. Elle aura donc en moyenne **400 ovulations** en une vie !
- L'ovocyte a une durée de vie de **douze à vingt-quatre heures.**
- La durée de la spermatogenèse (fabrication des spermatozoïdes) est de l'ordre de **74 jours.**
- Il y a **50 à 100 millions** de spermatozoïdes par millilitre de sperme.
- Les spermatozoïdes vivent en moyenne **quatre jours.** Les plus résistants étant les spermatozoïdes féminins !

3. Les étapes du deuil

On parle beaucoup de « faire son deuil », mais que cela signifie-t-il ? Quelles sont les étapes de ce processus qui n'est pas lié juste à la mort de quelqu'un, mais dans le cas présent lié au fait d'abandonner une idée, un projet, une situation, afin de passer à une nouvelle étape, une nouvelle aventure ?!

1 - Choc et déni

La première étape dans le deuil, c'est le choc, le déni. Les personnes infertiles souffrent d'un choc à l'annonce de la mauvaise nouvelle, et refusent d'accepter la réalité telle qu'elle est. Le choc/déni est une étape de défense. Car il semble impensable pour les personnes concernées de pouvoir gérer une telle situation. Même des tâches simples et les décisions de base ne peuvent plus être effectuées par les personnes en état de choc.

Exemple : *« C'est fini alors, ils me disent qu'il n'y a plus d'espoir que je tombe enceinte ! Mais on n'a pas tout essayé peut-être ? Donnez-moi encore un essai ! »*

2 - Douleur et culpabilité

Lors de cette deuxième étape, les personnes ont une prise de conscience violente de la réalité. C'est une étape marquée par la douleur. C'est un mélange de sentiments mêlés. La culpabilité et les remords sont souvent ressentis en raison de choix faits, et qui semblent avoir conduit à cette perte irréversible. La douleur pousse parfois les personnes endeuillées à se sentir coupables et se considèrent comme responsables de la perte.

Exemple : *« J'aurais dû me décider plus tôt à faire un enfant ! »*

3 - Colère

C'est alors la colère qui prend le pas dans les émotions ressenties. Ce qui est arrivé est injuste et inacceptable ! Ce sentiment peut donner lieu à porter sa colère contre un individu en particulier, afin de matérialiser et dévier cette colère.

Exemple : *« Pourquoi les autres arrivent à faire des enfants et pas moi ? Même les plus idiotes y arrivent. »*

4 - Marchandage/négociation

C'est lors de cette quatrième étape que les personnes infertiles vont « négocier » ou « marchander » avec elles-mêmes, afin que la perte semble acceptable.

Exemple : *« Je n'aurai pas d'enfant, mais de toute façon je ne me sentais pas capable de faire face en tant que mère ! »*

5 - Dépression et douleur

C'est l'étape de la compréhension, mais les personnes infertiles ne sont pas en mesure d'y faire face.

Dépression, perte de moral, les infertiles sont au désespoir et se comportent passivement. Elles ne voient pas comment atténuer cette immense souffrance et n'arrivent plus à vivre normalement le quotidien.

Exemple : *« Ma vie n'a plus de sens sans enfants, qu'est-ce que je vais faire ? J'ai envie de rien… »*

6 - Reconstruction

Lors de cette sixième étape, les personnes infertiles relèvent la tête et commencent à se remettre à des activités pour échapper à la douleur, et recommencer à se sentir vivre ! En fait, c'est l'amorce de la prochaine étape et la dernière, à savoir l'acceptation et la réconciliation avec la réalité. C'est aussi une phase dans laquelle commence le processus de reconstruction, et la personne en deuil cherche des solutions et des moyens pour sortir de sa peine.

Exemple : *« J'ai décidé de faire ce grand voyage que j'ai tant de fois repoussé à cause des traitements ! Et après, je vais faire un bilan de compétences, pour voir ce que je pourrais envisager professionnellement pour l'avenir. »*

7 - Acceptation

C'est l'acceptation de la réalité ! C'est accepter ce qui ne peut l'être et commencer à inventer l'avenir. Reprendre confiance en soi ! Les personnes deviennent proactives sur l'avenir !

La tristesse est sous-jacente, moins présente, mais la vie reprend le pas.

Exemple : *« Je ne serai pas mère... mais la vie ne s'arrête pas là, alors je vais la reconstruire et l'imaginer d'une autre manière. »*

4. Le vocabulaire essentiel à connaître en PMA

Rentrer dans le monde des infertiles et donc de la procréation médicalement assistée, nécessite quelques ajustements de langage. En effet, nombreux sont les acronymes qui jalonnent le parcours. Et afin de mieux comprendre, il s'agit de parler un langage commun ! Passons donc en revue ce vocable si particulier, utilisé par l'ensemble des personnes qui gravitent dans le monde de la PMA (gynécologues, échographes, infirmières, etc.). Dans un second temps, nous regarderons la traduction de ce langage fait par VOUS, les patients ! Et oui il existe aussi un langage propre aux personnes en PMA. Langage notamment utilisé sur les forums d'échanges et de discussions.

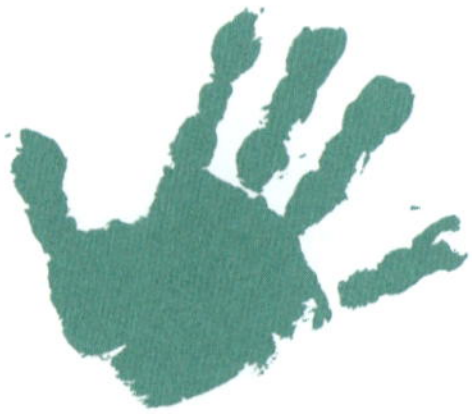

Le vocabulaire officiel et médical

- **Anovulation** : *Absence d'ovulation.*
- **Aménorrhée** : *Absence de menstruations.*
- **AMH** : *Hormone antimüllérienne. Son dosage permet de connaître les aspects quantitatifs du nombre de follicules à chaque cycle chez une patiente.*
- **Andropause** : *Diminution de la sécrétion de testostérone.*
- **Asthénozoospermie** : *Mauvaise mobilité des spermatozoïdes.*
- **Azoospermie** : *Absence de spermatozoïdes dans le sperme éjaculé.*
- **Blastocyte** : *Un embryon de quelques jours (cinq ou sept jours) constitué d'une centaine de cellules.*
- **Don de gamètes** : *C'est le don de sperme ou le don d'ovocytes.*
- **Dysovulation** : *Ovulation de mauvaise qualité.*
- **CECOS** : *Centre d'Étude et de Conservation des Œufs et du Sperme humain.*
- **Délétion** : *Perte d'un fragment d'ADN.*
- **Diagnostic préimplantatoire** : *Permet de détecter d'éventuelles anomalies génétiques dans les embryons conçus après une fécondation in vitro.*
- **Endomètre** : *Muqueuse qui tapisse la cavité utérine.*
- **Endométriose** : *Prolifération de l'endomètre en dehors de la cavité utérine.*
- **Follicule** : *Structure ovarienne formée par un ovocyte et des cellules qui l'entourent dans l'ovaire.*
- **FSH** : *Hormone folliculo-stimulante qui stimule et régule le cycle menstruel chez la femme.*
- **Gamète** : *Cellule de reproduction.*
- **IAC** : *Insémination Artificielle Conjugale (avec le sperme du conjoint).*

- **IAD** : *Insémination Artificielle avec Donneur (avec le sperme d'un donneur).*
- **ICSI** : *Injection Intracytoplasmique.*
- **Idiopathique** : *Maladie dont la cause n'est pas connue (opposé à symptomatique).*
- **IO** : *Insuffisance ovarienne.*
- **IOP** : *Insuffisance ovarienne précoce.*
- **Insuffisance lutéale** : *Insuffisance ou absence de sécrétion de progestérone.*
- **Fibrome** : *Tumeur bénigne qui se développe à partir du tissu fibreux de l'utérus.*
- **LH** : *Hormone lutéinisante qui va déclencher l'ovulation chez la femme.*
- **Métrorragie** : *Pertes de sang en dehors de la période des règles.*
- **Nécrozoospermie** : *Affection du sperme qui se traduit par un nombre important de spermatozoïdes morts.*
- **Nidation** : *Implantation de l'embryon dans l'endomètre.*
- **Oligozoospermie** : *Quantité de spermatozoïdes anormalement faible.*
- **OPK** : *Syndrome des ovaires polykystiques.*
- **Ovocyte** : *Gamète femelle qui n'est pas encore arrivé à maturité.*
- **Ovulation** : *Ouverture d'un follicule mûr à la surface de l'ovaire pour expulser l'ovocyte.*
- **Polykystique** : *Qui contient un grand nombre de kystes.*
- **PMA** : *Procréation médicalement assistée.*
- **Ponction ovocytaire** : *Prélèvement des ovocytes à partir des ovaires.*
- **Salpingite** : *Inflammation d'une trompe utérine ou des deux.*
- **Synéchie** : *Adhérences intra-utérines.*

- **Stimulation ovarienne** : *Stimulation des ovaires avec plusieurs médicaments hormonaux afin de produire un grand nombre de follicules.*
- **Tératozoospermie** : *Nombre élevé de spermatozoïdes avec des formes anormales.*

Le vocabulaire du point de vue des femmes en traitement qui parlent de la PMA (notamment sur les forums)

- **Gygy** : *Gynécologue*
- **Bébé couette** : *Bébé fait naturellement sans traitement*
- **Pmette** : *Femme en PMA*
- **Pmec** : *Homme en PMA*
- **Brybry** : *Embryons*
- **Zozo** : *Spermatozoïdes*
- **Endogirl** : *Femme atteinte d'endométriose*
- **Picpic** : *Piqûres*
- **Lulu** : *Pilule*
- **Dudu** : *Duphaston (médicament qui déclenche les règles)*
- **Fofo** : *Follicules*
- **Cloclo** : *Clomid*
- **TG** : *Test de grossesse*
- **TO** : *Test d'ovulation*
- **TTT** : *Traitements*
- **FIV DO** : *Fécondation in vitro avec don d'ovocytes*
- **PDS** : *Prise de sang*

Il manque sans doute plein de mots... à vous de les compléter !

▶ ....

▶ ....

▶ ....

▶ ....

▶ ....

▶ ....

▶ ....

▶ ....

▶ ....

▶ ....

▶ ....

▶ ....

▶ ....

▶ ....

▶ ....

▶ ....

▶ ....

▶ ....

▶ ....

▶ ....

▶ ....

2

Le désir d'enfant

« Un enfant humain est le fruit de trois désirs : il faut au moins le désir conscient d'un acte sexuel complet du père, il faut au moins le désir inconscient de la mère, mais ce qu'on oublie, c'est qu'il faut aussi le désir inconscient de survivre pour cet embryon dans lequel une vie humaine s'origine. »

Françoise Dolto

1. Le désir d'enfant dans le couple

Le désir d'enfant est une notion assez récente. En effet, avant les moyens de contraception qui sont mis à votre disposition, notamment la pilule, le couple ne choisissait pas forcément le moment de la venue de son enfant. C'était souvent le hasard qui choisissait à sa place !

Bien évidemment, cela ne veut pas dire que le désir d'enfant n'existait pas, mais que la nature, prenant parfois le couple de cours, ne lui laissait pas le temps de se poser la question du désir. De plus, jusqu'à **la libération sexuelle et avec l'émancipation des femmes, cette question n'était qu'accessoire puisque l'enfant faisait partie d'une logique sociétale** presque incontournable. Les parcours de vie étaient assez similaires, ils comprenaient le mariage, souvent à un âge précoce, parfois arrangé pour des raisons sociales, parfois raisonné pour pouvoir s'émanciper ou quitter sa famille, mais également par amour, fort heureusement.

Ce mariage n'était que la première pierre à l'édifice de la construction de la famille, l'arrivée d'un ou plusieurs enfants venant le compléter, quel que soit le niveau social !

Notons que dans les familles bourgeoises ou aisées, l'enfant était donc une suite logique dans la vie du couple. Cela permettait aux femmes, n'ayant pas plus l'opportunité que l'envie de s'épanouir dans une vie professionnelle hors de la maison, de se réaliser au travers de la vie de mère. Quant aux hommes, devenir père leur permettait de perpétuer leur nom, mais aussi de préserver l'héritage familial.

Pour les familles d'un niveau social assez modeste, l'enfant était souvent perçu au départ comme une « bouche à nourrir », avant qu'il puisse être mis au travail et devenir alors une source de revenu pour la famille !

De nos jours, ce désir d'enfant est une question centrale pour les individus et le couple. En effet, l'homme comme la femme vont s'interroger sur leur envie de devenir parents, et ce questionnement est assez différent chez l'homme et chez la femme (à voir dans les chapitres ci-après).

La question de l'enfant dans le couple devient aujourd'hui un élément de discussion à part entière et contrairement aux schémas plus anciens, pour certains couples l'enfant n'est pas toujours une suite logique, une évidence. Et pour la majorité des couples d'aujourd'hui, les raisons de devenir parents ne sont pas celles d'hier. Notons que le désir d'enfant qu'il soit féminin ou masculin est souvent une envie « égoïste ». Nous avons tous le désir encore aujourd'hui de perpétuer notre nom, de continuer à vivre après notre mort au travers de nos enfants, que notre mémoire soit perpétuée, etc. Mais dans ce désir d'enfant, d'autres notions ont émergé.

Ce désir d'enfant est bien évidemment le prolongement du couple. Il vient matérialiser l'amour de deux personnes, et le sceller au travers de cet enfant. C'est aujourd'hui pour nombre de femmes ou d'hommes le vrai engagement de l'un vis-à-vis de l'autre, plus que le mariage. Les divorces sont certes de plus en plus nombreux, mais quoi qu'il se passe, même après une séparation, l'enfant reste.

Le désir d'avoir un enfant peut aussi être une façon de réparer l'enfance qu'on a vécue, en donnant à son enfant ce dont on a manqué !

Il peut également permettre à l'individu de faire partie d'un groupe, d'une communauté. Certaines cultures, pour qui la place de l'enfant est essentielle, vont accueillir à bras ouverts ces jeunes parents et leur donner une place spéciale, voire une légitimité ou encore une reconnaissance. De plus, avoir un enfant c'est faire partie du clan des « mamans » ou des « papas », donc de personnes qui partagent un langage, des stress, des histoires... en commun.

L'enfant peut aussi permettre à certaines personnes de trouver confiance et estime de soi : « Je réussis à faire un enfant et suis responsable de cet être. » Chaque réussite dans l'éducation de l'enfant comme chaque réussite de mon enfant va venir nourrir ma propre estime. C'est pourquoi de nombreuses personnes ont à cœur de « vanter » plus que de raison les réussites de leur progéniture, car au travers de leur succès elles se sentent grandies.

2. Qu'en est-il chez la femme ?

Dès l'enfance, les petites filles jouent « à la maman ». Elles s'occupent activement de leurs poupons, en leur prodiguant différents soins et en reproduisant le modèle maternel. Il n'en reste pas moins qu'en grandissant, le psychisme va rentrer en ligne de compte. Elles vont donc analyser ce passif d'une manière plus poussée. Leur désir d'enfant va être soumis à leur propre histoire familiale, positive ou non.

Il n'y a donc finalement rien d'évident à devenir mère. Notons que lorsqu'une femme devient mère, elle va devenir l'égale de sa propre mère. En effet, toute notre enfance nous regardons notre mère qui est notre modèle de construction pour notre future maternité. Il est évident qu'en fonction de notre histoire, nous allons identifier différentes choses, et analyser ce modèle de multiples manières. En grandissant, pour que notre désir se réalise, il faudra la rencontre avec un autre et que les deux désirs coïncident.

Devenir mère est un passage qui parfois peut-être mal vécu. Il va amener les futures mamans à passer du statut de « fille de quelqu'un » à « mère de quelqu'un » ! Ce passage va ainsi les placer comme les égales de leurs propres mères. Cette évolution apportant donc son lot de questions, notamment sur ses qualités ou capacités à jouer ce rôle. Tout autant que sur ce qu'elles ont envie de transmettre ou de ne pas transmettre de l'éducation qu'elles ont reçue, à leur progéniture.

Pour nombre de femmes devenir mère est une évidence et une manière de devenir Femme à part entière. Certaines femmes parlent d'un ressenti physique dans le ventre, qui matérialise le désir d'enfant. Elles sentent dans leur corps ce « besoin » d'enfanter. Mais être mère, c'est aussi pour certaines, compléter sa vie et devenir femme totalement et pleinement.

3. Le désir d'enfant existe-t-il chez l'homme ?

Comme nous l'avons souligné plus haut, l'enfant a souvent symbolisé pour l'homme la perpétuation du nom ou encore de l'héritage familial. Mais **depuis l'émancipation de la femme, ce désir masculin s'est modifié et ressemble assez au désir féminin.** La notion d'amour, de transmission ou encore de projection va rentrer en ligne de compte. En effet, la femme étant aujourd'hui une personne qui travaille tout comme son conjoint, va donc laisser aux hommes l'espace pour qu'ils participent autant au bien-être matériel, qu'à l'affectif de l'enfant. Il va alors se créer entre l'enfant et le père un affectif nouveau. Les pères laissent désormais libre cours à leur envie de pouponner. Il n'est pas rare de voir certains hommes parler de leur désir de devenir père comme d'une chance pour eux de transmettre leur culture, leur histoire, leurs valeurs propres.

Ces pères modernes vont très souvent participer de manière active aux tâches quotidiennes comme les changements de couches, les bains ou les jeux, et s'offrir ainsi des moments privilégiés.

Il est évident que, contrairement aux femmes, ce désir va devenir tout à fait prégnant lors de la grossesse de madame, et encore plus notable à l'arrivée de l'enfant. Ce désir, presque animal chez la femme puisque ressenti physiquement, ne peut l'être chez l'homme. C'est un désir plus intellectuel et virtuel, puisque vécu hors du corps de l'homme, qui prendra corps lorsque l'enfant sera là.

4. La place de la société dans le désir d'enfant

La place de l'enfant dans le couple est donc aujourd'hui différente, mais la société donne aussi un nouvel éclairage à ce moment particulier de la vie, notamment pour les femmes.

En effet, regardons les magazines féminins qui prônent l'image d'une « femme parfaite », remplissant des critères particuliers comme être belle, avoir un métier passionnant, être une femme et une maîtresse d'exception, mais aussi être une maman disponible, aimante et tout à la fois moderne, branchée...

Inconsciemment, les femmes impriment ces attentes, et veulent à leur tour répondre à ces critères. La maternité est

donc, dans l'imaginaire collectif, un passage « obligé » pour que les femmes s'accomplissent pleinement ! La pression arrive soit lorsque les femmes se marient, soit à la trentaine où la question se pose de devenir mère. L'horloge biologique évidemment joue son rôle, mais la pression extérieure sera encore plus forte ! « Tu ne veux pas d'enfants ? », « Vous avez perdu le mode d'emploi ? », « Vais-je bientôt être grand-mère ? ». Toutes ces questions finissent donc par se poser.

Les amis ou l'entourage professionnel, par le simple fait qu'ils ont des enfants, viennent rajouter à cette pression verbale. Être dans la norme, faire comme les autres et ne pas être en décalage car bien évidemment, il est compliqué d'être décalé par rapport à ses amis qui parlent de couches et de tétines à longueur de dîners.

Pour certaines femmes, avoir un enfant quand on a tout réussi (études, vie professionnelle, vie amoureuse, etc.) est une suite logique dans la panoplie de la « super woman ». Alors, comme un dossier, cet enfant peut être planifié, organisé. « J'ai tout réussi, j'ai un bel appartement, un mari gentil et présent, un job sympa et valorisant, maintenant je veux être mère pour que ma vie soit parfaite ! Alors c'est le moment ! » Voilà ce qu'on peut entendre parfois quand certaines femmes parlent de leur désir d'avoir un enfant.

Évidemment, j'ai souligné plus haut que la pilule avait créé le ON/OFF de la maternité. Avec la pilule, pas d'enfant ; sans, je suis enceinte. Mais quand cela ne fonctionne pas, alors la PMA peut prendre le relais de ce dysfonctionnement et permettre une grossesse. Cependant parfois, la PMA ne répond pas de manière immédiate au désir des couples. D'abord, car il faut du temps pour que les couples soient pris en charge. Ensuite, parce que la PMA ne donne pas forcément lieu à une grossesse.

Ce qui n'est pas pris en compte dans tout cela c'est ce qui se cache derrière le mot PMA. La complexité du traitement, la mise à nu, l'entrée de la médecine dans le couple et surtout l'épreuve psychologique à laquelle il va être soumis.

Nous pourrions expliquer l'importance dans la vie d'un individu du désir d'enfant en 3 phases :

La vie avant le désir actif de maternité :

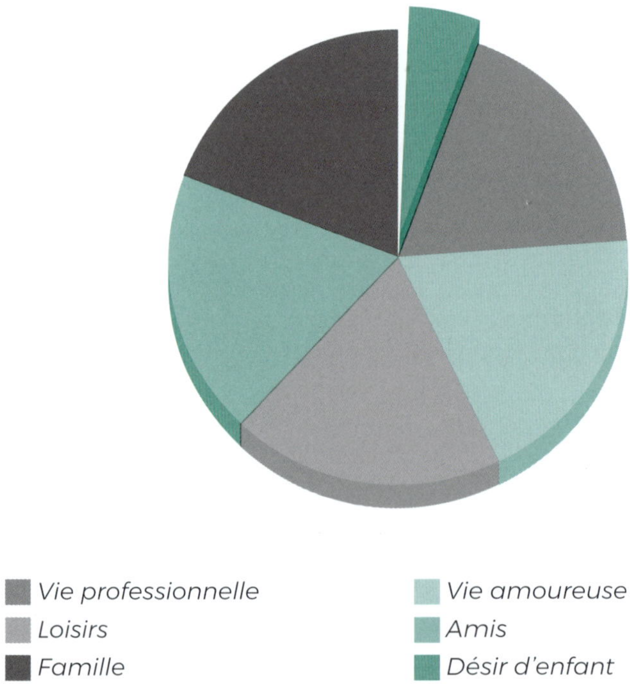

La vie quand le désir de maternité devient actif :

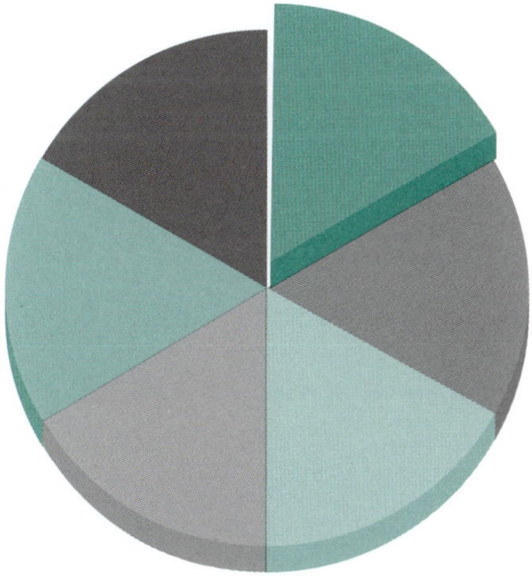

- Vie professionnelle
- Loisirs
- Famille
- Vie amoureuse
- Amis
- Désir d'enfant

La vie quand l'enfant se fait attendre :

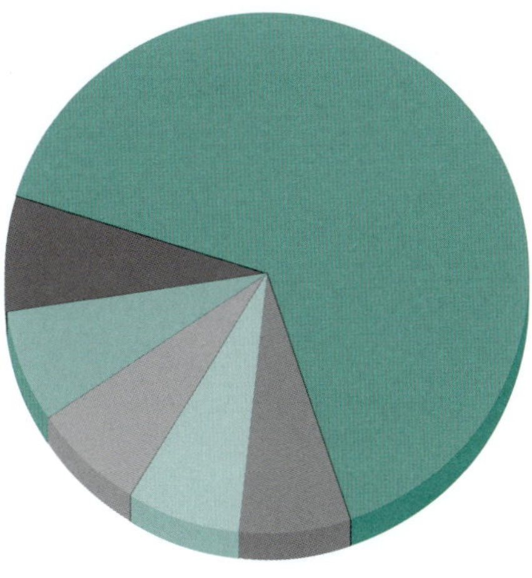

- Vie professionnelle
- Loisirs
- Famille
- Vie amoureuse
- Amis
- Désir d'enfant

Le désir d'enfant va dans cette phase 3 être mis à rude épreuve. Cette phase plus obsessionnelle peut apparaître à n'importe quel moment de l'essai bébé. Il n'y a pas de règle. Cela dépend de l'individu qui le vit. Le désir d'enfant prend le pas sur les autres projets de la vie. Plus de temps ni d'envie pour les projets de couple, plus de temps ni d'envie pour une évolution professionnelle, plus de temps ni d'envie pour voir les amis !

La vie tourne autour du désir de bébé, des traitements et des soins pour réussir à tomber enceinte. La vie est en suspens, en attente...

L'envie est là plus que présente, mais le couple va-t-il réussir à avoir un enfant ? Survivra-t-il à la PMA ? Comment gérer l'ascenseur émotionnel que va produire cette épreuve ? Ce sont toutes ces questions que nous allons spécifiquement aborder, en regardant tout d'abord les aspects « techniques » de la PMA et leurs impacts, puis les incidences psychiques.

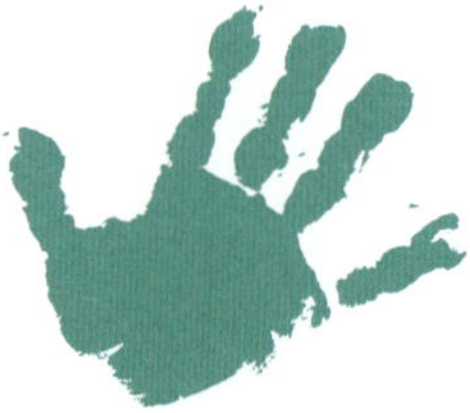

3

La PMA, c'est quoi ?

« Je n'ai pas échoué, j'ai seulement trouvé dix mille moyens qui ne fonctionnent pas. »
Thomas A. Edison

à retenir

La procréation médicalement assistée (PMA) est l'ensemble des techniques aidant à la reproduction du couple : stimulation simple avec rapports programmés, insémination artificielle (IAC*), fécondation in vitro (FIV), fécondation intracytoplasmique de spermatozoïdes (FIV ICSI*), fécondation in vitro avec donneur d'ovocytes ou don de sperme.

Un peu d'histoire

La première insémination artificielle date du XVIIIe siècle. Cette question d'améliorer ou de faciliter la reproduction ayant toujours été au cœur des préoccupations de la médecine.

Mais l'histoire la plus récente de la PMA débute en 1978 en Angleterre, avec la naissance de Louise Brown, le premier enfant né d'une FIV (Fécondation In Vitro). C'est le biologiste britannique Robert Edwards qui imagine cette technique pour pallier les dysfonctionnements des trompes que la chirurgie ne pouvait réparer.

La technique va être développée en France par le Professeur René Frydman et son équipe, qui mettra au monde le premier bébé-éprouvette français en 1982, Amandine.

Les années suivantes verront le développement de nombreuses techniques comme la FIV, la congélation embryonnaire, etc.

Invention de la FIV ICSI

Un des faits encore plus marquant est la création de la FIV ICSI (Fécondation In Vitro à Injection Intra-Cytoplasmique) qui a créé une petite révolution dans la pratique de la FIV.

Cette technique consiste à injecter un spermatozoïde unique directement dans le cytoplasme de l'ovule. La fécondation est donc forcée, le spermatozoïde étant amené directement là où il doit aller.

Les travaux ayant conduit à la mise au point de cette technique ont débuté dès la fin des années 1980.

Au début, les chercheurs n'avaient pas grande idée de la quantité de manipulations que l'ovule pourrait supporter. Les premières tentatives furent donc réalisées avec une certaine prudence et restèrent en dehors de l'ovocyte.

La petite histoire dans la grande histoire : la première FIV ICSI est due à un geste fortuit du docteur Giancarlo Palermo. En 1991, à l'occasion d'une manipulation, il perfore accidentellement la membrane d'un ovocyte et injecte involontairement un spermatozoïde dans le cytoplasme.

Après avoir obtenu ainsi quatre grossesses, Palermo et ses collègues publient, en juillet 1992 un article fondateur, la nouvelle technique est alors baptisée ICSI.

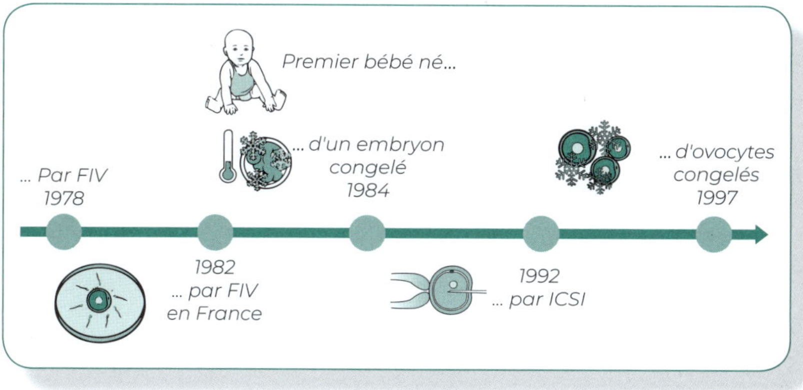

La PMA va donc pallier un certain nombre de dysfonctionnements qui donnent lieu à l'infertilité, telles les pathologies liées aux trompes, à l'ovulation, au sperme, à la glaire cervicale, etc. Mais elle va également être utilisée dans les cas d'infertilité inexpliquée, optimisant ainsi les chances du couple de procréer.

Il est donc nécessaire pour déterminer la ou les causes de l'infertilité que le couple soit soumis à différents examens. Ainsi, les gynécologues pourront proposer la technique la plus adaptée aux soucis du couple et la plus à même à porter ses fruits.

Qui peut prétendre à la PMA ?

En France, rappelons que la PMA est ouverte à tous les couples hétérosexuels en âge de procréer. Le couple doit vivre ensemble depuis au moins 2 ans, sans nécessité d'être marié ou pacsé. La prise en charge est de 100 % pour la stérilité, c'est le médecin qui constituera le dossier pour en faire la demande à la sécurité sociale. Cette prise en charge est valable jusqu'au premier jour anniversaire des 43 ans de madame. Pour les messieurs, il n'est pas précisé de date limite d'âge pour avoir accès à la PMA.

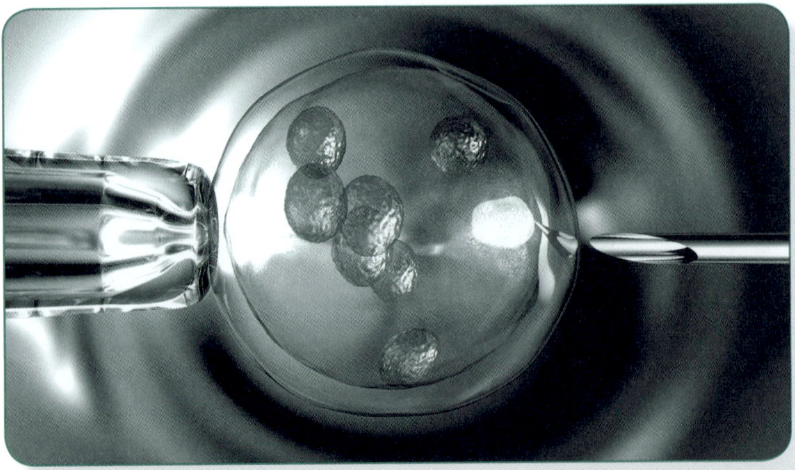

Répartition des causes d'infertilité :

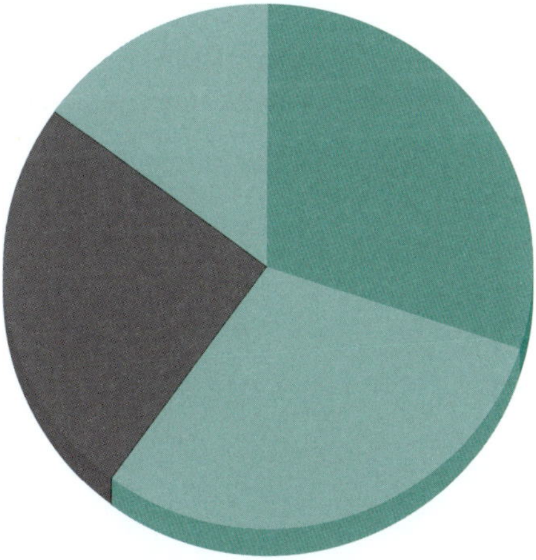

- *dans 30 % des cas, l'infertilité est d'origine masculine : altérations du sperme, obstruction du tractus génital, pathologies de la prostate, altération testiculaire, problèmes d'érection ou d'éjaculation ;*
- *dans 30 % des cas, l'infertilité est d'origine féminine : anomalies de l'utérus, du col de l'utérus, obstructions des trompes, endométriose*, troubles de l'ovulation ou diminution de la réserve ovarienne ;*
- *dans 25 % des cas, l'infertilité est d'origine mixte ou combinée : les deux membres du couple ont un facteur d'infertilité ;*
- *dans 15 % des cas, la cause n'est pas identifiée après les examens réalisés.*

1. Les grandes causes de l'infertilité féminine

L'horloge biologique

On a tendance à l'oublier, mais le principal facteur qui limite la fertilité reste l'âge maternel. Les femmes qui veulent faire un enfant doivent privilégier une grossesse avant 35 ans, pour optimiser leur chance de réussite. Le nombre d'ovules dont nous disposons à la naissance (notre réserve ovarienne) chute à un rythme beaucoup plus rapide qu'on ne le croit : la fertilité des femmes est à son maximum à 20 ans, à 35 ans, une femme ne dispose plus que de 12 % de ses ovules... et n'en a plus que 3 % à l'âge de 40 ans.

Utérus

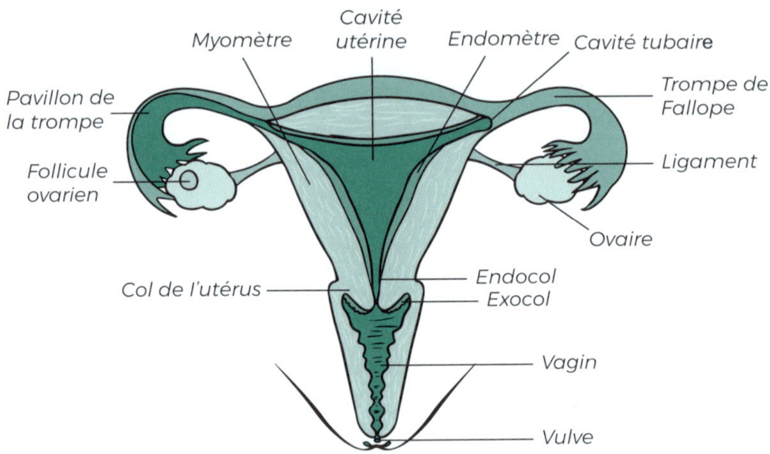

Quand les ovaires ne fonctionnent pas ou mal

Les causes les plus fréquentes d'infertilité féminine sont l'absence d'ovulation (on parle alors d'anovulation) ou les troubles d'ovulation (dysovulation). Ces troubles d'origine ovarienne se traduisent par l'absence de production d'ovocytes fécondables. Le médecin évoque souvent ce diagnostic devant des règles absentes ou irrégulières. Cela peut être dû :

- **au syndrome des ovaires polykystiques** qui touche entre 5 et 10 % des femmes en âge de procréer et se caractérise par le développement de multiples follicules sur les ovaires, provoquant une irrégularité des cycles.
- **à l'insuffisance ovarienne** qui touche 1 % des femmes et se caractérise par une absence totale d'ovulation, le plus souvent définitive.

Les trompes abîmées

C'est la deuxième cause d'infertilité. Les trompes de Fallope – par lesquelles transite l'ovule pour rejoindre l'utérus – peuvent se boucher. La fécondation est alors impossible. Cette obturation des trompes est la cause de la salpingite* (200 000 nouveaux cas en France chaque année). Cette infection des trompes est provoquée par des germes sexuellement transmissibles.

Un utérus inhospitalier

Lorsque le spermatozoïde a rencontré l'ovule dans l'utérus, la partie n'est pas encore gagnée ! Il arrive que l'œuf ne parvienne pas à s'implanter dans l'utérus à cause d'une malformation ou de la présence de fibromes ou de polypes dans l'utérus. Parfois, c'est la glaire cervicale sécrétée par le col de l'utérus, nécessaire pour permettre le passage des spermatozoïdes, qui est insuffisante ou inexistante. Un traitement hormonal simple peut être proposé pour augmenter la sécrétion de ces glandes.

L'endomètre peut poser quelques problèmes lors de la conception s'il n'est pas de bonne consistance. La muqueuse utérine peut être trop fine et empêche alors l'embryon de s'accrocher, ou, à l'inverse, trop exubérante. Dans ce cas, les médecins parlent d'endométriose.

L'endométriose

L'endométriose se caractérise par la présence d'endomètre sur les ovaires, les trompes, voire la vessie et les intestins ! L'hypothèse majoritaire actuellement avancée pour expliquer la présence de cette muqueuse utérine hors de la cavité, est celle du reflux : lors des règles, le sang de l'endomètre censé s'écouler vers le vagin remonte vers les trompes et se retrouve dans la cavité abdominale, où il crée des lésions d'endométriose, voire des adhérences entre organes. Les femmes qui en sont atteintes ont des règles généralement très douloureuses et 30 à 40 % d'entre elles tombent enceintes difficilement. Pour soigner l'endométriose, il existe deux méthodes principales : un traitement hormonal ou une chirurgie. **La meilleure indication en cas d'endométriose pour avoir un enfant est la FIV.**

Des malformations qui gênent l'implantation

- **La cavité utérine** est le lieu où l'embryon s'implante, lorsque l'utérus présente une malformation (cloison utérine, synéchie* ou brides cicatricielles*), cela peut gêner cette implantation.
- **Une anomalie du col utérin** (due à une infection ou à un traitement antérieur de lésions du col de l'utérus) peut aussi empêcher la sécrétion de glaire cervicale, alors que c'est elle qui a le pouvoir de "booster" les spermatozoïdes en leur fournissant l'énergie nécessaire pour aller jusqu'à l'ovule.
- **Un fibrome de l'utérus** est une tumeur bénigne (non cancéreuse) située sur la paroi de l'utérus. Seul ou en groupe, il peut gêner l'implantation d'un éventuel embryon.

Les infections sexuellement transmissibles

Certaines IST qui ne sont pas traitées suffisamment tôt, en particulier les infections à chlamydia, peuvent générer des trompes obstruées ou provoquer une endométrite (infection de la paroi utérine), et empêcher la bonne implantation d'un embryon.

2. Les grandes causes de l'infertilité masculine

Les anomalies du sperme

L'infertilité chez l'homme est essentiellement liée à un défaut de nombre, et/ou de mobilité, et/ou de morphologie des spermatozoïdes. Pour avoir une idée, sachez qu'on parle de :

- **d'oligozoospermie* :** qui signifie une insuffisance de spermatozoïdes dans le sperme ;
- **d'azoospermie* :** dans les cas d'absence de spermatozoïdes ;
- **d'asthénozoospermie* :** dans le cas d'un défaut de mobilité ;
- **tératozoospermie* :** concerne les spermatozoïdes présentant une anomalie de morphologie, qui peut concerner toutes les parties (tête, flagelle...) du spermatozoïde ;
- **nécrozoospermie* :** lors d'un pourcentage élevé de spermatozoïdes morts.

Organes masculins

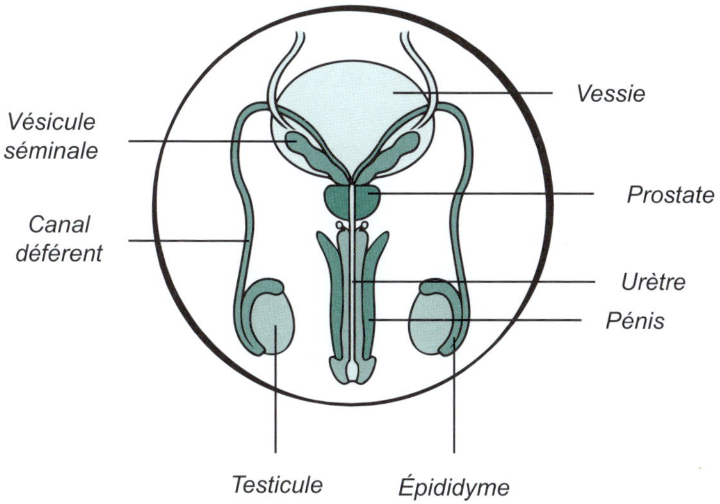

D'où viennent ces anomalies ?

Généralement, les examens permettent de mettre en évidence des anomalies mixtes du sperme. Leur origine peut être hormonale, infectieuse, génétique. Elle reste parfois inexpliquée.

Voici les principales causes :

- **La varicocèle :** causée par une dilatation d'une veine au niveau du cordon spermatique.
- **Les infections :** certaines infections agissent sur la qualité du sperme, principalement en entraînant soit une anomalie de production du sperme et/ou une obstruction des voies qui permettent l'éjaculation.
- **Les causes génétiques principales sont les suivantes :** le syndrome de Klinefelter, une affection due à la présence d'un chromosome X supplémentaire ; la mucoviscidose, les délétions* (pertes d'un fragment) du chromosome Y (une cause fréquente chez les hommes présentant une azoospermie ou une oligozoospermie) ou encore les translocations chromosomiques. Ce problème se retrouve chez 2 à 3 % des hommes infertiles.
- **Les troubles de l'éjaculation ou de l'érection :** l'éjaculation rétrograde est par exemple une cause d'infertilité. Avec elle, le sperme est envoyé non pas vers l'extérieur, mais vers la vessie.
- **Les troubles hormonaux :** certains troubles d'origine hormonale peuvent provoquer des troubles de la fertilité. Parmi eux, on trouve les problèmes de thyroïde qui sont souvent associés à une baisse de libido et à un trouble de l'érection.

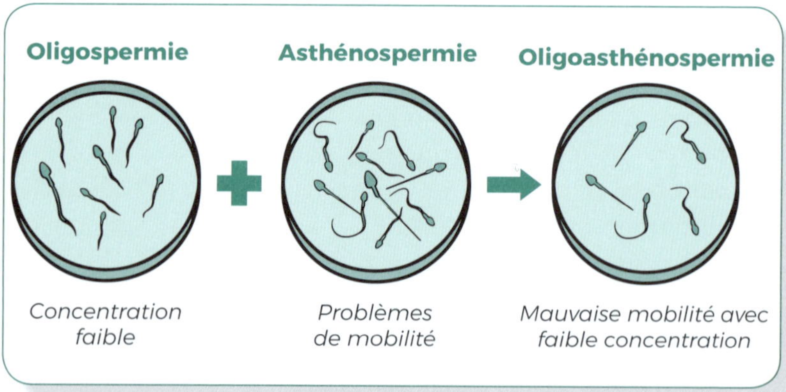

à retenir

C'est quoi, un andrologue ?

L'andrologie est pour l'homme ce que la gynécologie est à la femme. C'est une discipline qui prend en charge divers soucis masculins comme la dysfonction érectile (impuissance), les troubles de l'éjaculation (comme l'éjaculation précoce), le déficit androgénique lié à l'âge (appelé également andropause) ou les problèmes d'infertilité masculine.*

L'homme a souvent beaucoup de peine à s'imaginer malade et ne consulte le médecin que lorsqu'il présente un symptôme qui touche à l'intégrité de sa personne.

Pour autant, dans les cas de difficulté à procréer, de soucis liés à la qualité du sperme, l'andrologue pourra déceler au mieux les problèmes et vous proposer des solutions si nécessaire !

3. Les différentes techniques en PMA[1]

La stimulation simple avec rapports programmés

C'est un traitement simple très proche de la physiologie qui se réalise au sein du cabinet de votre gynécologue. Son but est de restaurer, de soutenir ou d'améliorer la qualité de l'ovulation. La patiente aura donc une stimulation par injection d'hormones, pendant environ dix jours. L'évolution du traitement et son efficacité sont suivies par échographies et prises de sang, permettant de guetter le moment le plus opportun où plusieurs paramètres doivent être réunis : un follicule mature (supérieur à 18 millimètres), un endomètre de plus de 8 millimètres et des hormones conformes aux attentes des médecins... On déclenchera alors l'ovulation par voie médicamenteuse.

1. Source : www.procreation-medicale.fr

Un coup de pouce pour l'ovulation

Il sera demandé ensuite au couple d'avoir des rapports sexuels programmés pendant plusieurs jours pendant la période d'ovulation, ainsi que les deux jours suivants. Quatorze jours après l'ovulation, une prise de sang mesurant le taux d'HCG sera réalisée pour vérifier si une grossesse débute.

Ce type de traitement n'est pas limité, ni en nombre d'essais, ni dans le temps. Il est un coup de pouce notamment pour les pathologies légères. Notons malgré tout le caractère contraignant des injections même si les doses sont légères, du rythme des prises de sang et des échographies qui doivent être associées au traitement.

Quand puis-je bénéficier de ce type de traitements ?

Ce type de traitement sera mis en place en présence de certaines aménorrhées* (pas de règles), de dysovulation (anomalies de l'ovulation) et d'infertilité inexpliquée.

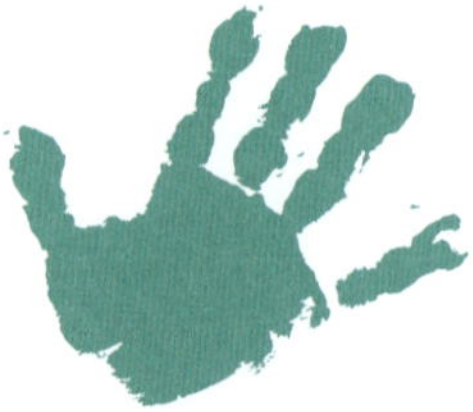

CONSEILS ET ASTUCES :

▸ Ce type de traitement demande au couple d'être disponible au moment de la période d'ovulation. Les rapports sexuels programmés sont indispensables à la réussite du traitement. Notez bien les jours ou vous avez eu des rapports et leur fréquence, afin que votre gynécologue puisse s'assurer du bon suivi du traitement.

▸ Attention, n'hésitez pas à écouter votre désir et à avoir des relations sexuelles indépendamment de cette période pour maintenir la spontanéité et le plaisir dans le couple !

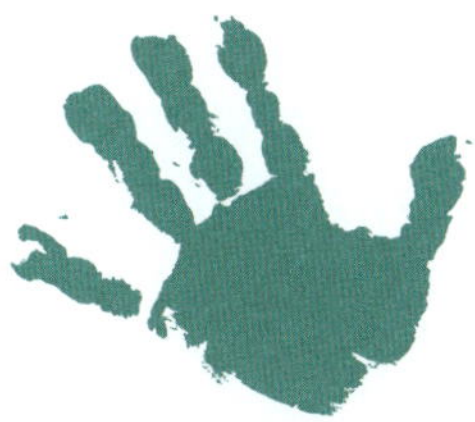

L'insémination artificielle (IAC)

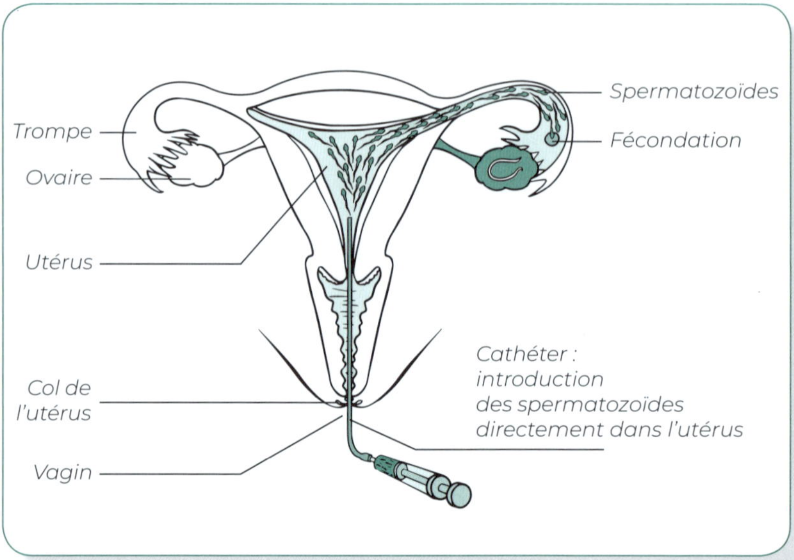

L'insémination artificielle avec le sperme du conjoint est presque similaire à la technique de stimulation simple que nous avons vue précédemment. En effet, c'est également un traitement proche de la physiologie naturelle, l'objectif est également d'obtenir un ou deux follicules. Le traitement de stimulation et de déclenchement de l'ovulation est similaire à la stimulation simple, la différence se situe dans la dernière étape. Vingt-quatre à trente-six heures après l'injection de l'hormone qui déclenche l'ovulation, le couple se rend au centre de PMA, afin que monsieur puisse faire son recueil de sperme, et que l'insémination puisse avoir lieu.

Le recueil du sperme de monsieur se fait par masturbation au laboratoire. Le sperme sera ensuite préparé pour qu'il subisse les mêmes modifications biologiques que lors d'un rapport sexuel classique.

L'insémination se fait grâce à un cathéter fin et long introduit dans l'utérus de madame. La patiente reste au repos quelques minutes et reprend ensuite une activité normale. Une prise de sang sera réalisée quatorze jours plus tard, afin de déceler un début de grossesse.

Six chances possibles

Ce type de traitement n'est pas limité dans le temps, en revanche, la prise en charge à 100 % de la sécurité sociale est valable pour six inséminations. Il n'est pas nécessaire ou obligatoire de faire les six inséminations avant de passer à d'autres traitements notamment à la FIV. Le suivi du traitement se fait également par prises de sang et échographies.

Quand puis-je bénéficier de ce traitement ?

Ce traitement sera mis en place lors d'anomalies spermatiques modérées, de troubles de l'éjaculation, d'anomalie de la glaire cervicale, de troubles ovulatoires, d'endométrioses légères, d'altération partielle des trompes et d'infertilité inexpliquée.

à retenir

Les patients doivent être disponibles au moment de l'insémination. Ne pas prévoir une réunion importante ou un voyage d'affaires ce jour-là, au risque de mettre en péril tout le traitement du fait de son absence.

Messieurs, une période d'abstinence de 2 à 4 jours (selon les recommandations de votre praticien) est demandée avant le recueil du sperme, afin d'obtenir un sperme de qualité.

L'insémination avec sperme de donneur (voir le détail dans le chapitre 5 « Devenir parents autrement »)

Dans ce cas précis, la technique utilisée est une insémination classique, mais avec le sperme d'un donneur dans les cas d'infertilité masculine majeure, voire de stérilité de type azoospermie par exemple. Le sperme va être fourni par le CECOS* (Centre d'Étude et de Conservation des Œufs et du Sperme humain). Le don de sperme est gratuit et anonyme. Le sperme est utilisé selon des critères exigeants et uniquement si les spermatozoïdes qu'il contient ont de bonnes chances d'être fécondants.

La fécondation in vitro

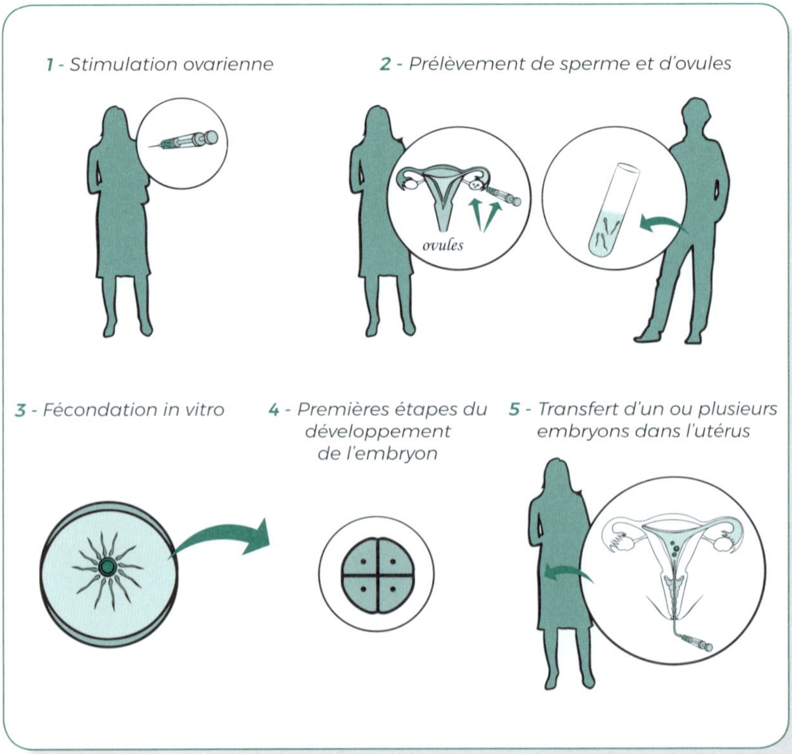

1) La fécondation in vitro classique

Cette technique de PMA est, contrairement aux deux précédentes, la moins naturelle. Son objectif va être d'obtenir une stimulation ovarienne* multifolliculaire (booster les ovaires pour qu'ils produisent plusieurs follicules). Contrairement aux inséminations ou stimulations simples, les deux ovaires vont travailler et ainsi permettre un « rendement folliculaire » mais également d'obtenir une fécondation en laboratoire, donc si tout va bien, des embryons.

Ce traitement va se dérouler en plusieurs étapes :

- **Booster les ovaires par la stimulation**
  Cette stimulation est faite grâce à des injections quotidiennes hormonales. L'objectif est de mettre les deux ovaires à contribution, afin de fournir des follicules matures qui seront prélevés avant ovulation. Le dosage de ces injections va être déterminé grâce aux échographies et prises de sang qui vont permettre de vérifier, toutes les 48 à 72 heures, que le nombre de follicules corresponde aux attentes du praticien ; que ces derniers évoluent de manière conforme (pas trop rapidement ou pas trop lentement) ; que l'endomètre de madame grossisse également sous l'influence des hormones ; et enfin que les taux hormonaux soient stabilisés.

- **Récupérer les ovocytes**
  Cette intervention chirurgicale légère réalisée à l'hôpital, sous anesthésie locale ou générale, doit permettre de prélever les ovocytes avant leur ovulation. Cette intervention a lieu 36 heures environ après l'injection de l'hormone déclenchant l'ovulation. La ponction réalisée par voie vaginale, sous contrôle échographique, va permettre de prélever tous les ovocytes matures qui seront ensuite mis en culture en laboratoire avec les spermatozoïdes de monsieur. L'objectif de cette culture est d'obtenir des embryons.

- **Le choix des gamètes**

  Les ovocytes seront sélectionnés en fonction de leur maturité. Tous ne sont pas utilisables ni fécondables.

  Le sperme est recueilli le jour de la ponction de madame ou préalablement congelé dans certains cas particuliers, pour être utilisé le jour J. Seuls les spermatozoïdes mobiles et typiques seront utilisés.

- **La mise en culture**

  Les spermatozoïdes et les ovocytes vont être mis en culture, afin d'obtenir des embryons. Toutes les cultures ne donneront pas lieu à des embryons, et tous les embryons ne se développeront pas de manière correcte. En règle générale, les embryons viables seront transférés 2 à 3 jours après la fécondation.

- **Transfert des embryons dans la cavité utérine**

  Les embryons seront transférés grâce à un cathéter souple dans l'utérus de madame. Ce transfert indolore est réalisé par le médecin qui transférera, sous contrôle échographique dans l'utérus, un ou deux embryons maximum, selon le choix du patient, en accord avec le médecin. Un transfert de nombre plus important que deux embryons est possible, mais doit être justifié médicalement. Le couple doit donner son accord et il doit être informé des possibilités importantes d'obtenir une grossesse multiple.

- **La congélation embryonnaire**

  Si le nombre d'embryons est supérieur au nombre d'embryons transférés, ces derniers seront congelés, afin d'être utilisés lors d'un prochain transfert.

Quand puis-je bénéficier de ce traitement ?

Ces traitements seront prescrits lors d'anomalies spermatiques modérées, de stérilité tubaires totales ou d'endométrioses sévères.

2) La fécondation in vitro ICSI (avec injection de spermatozoïdes)

Le déroulement de ce procédé est similaire à la FIV classique. La différence réside dans l'injection directe d'un spermatozoïde dans l'ovocyte mature, afin de s'assurer de la fécondation de ce dernier. Ce type de FIV est là pour pallier les dysfonctionnements masculins.

Dans ce cas précis, si le recueil classique de spermatozoïdes ne donne pas de résultats probants, il est possible que le recueil soit effectué par voie chirurgicale. Cette intervention se déroule sous anesthésie, la récupération des spermatozoïdes se fera par ponction directe dans les testicules du patient, dans les cas particuliers d'azoospermie.

Quand puis-je bénéficier de ce traitement ?

Le médecin prescrira ces traitements lors d'anomalies spermatiques sévères ou de stérilité masculine.

FIV ICSI

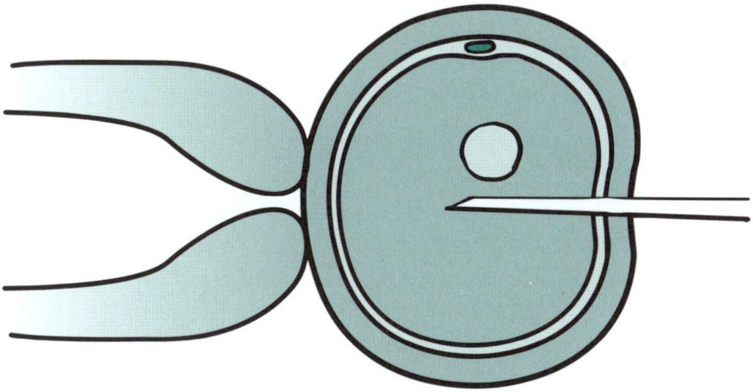

Injection d'un spermatozoïde dans l'ovocyte sous contrôle d'un microscope

Mesdames et messieurs, à vos plannings !

▸ **Il est à noter que ces traitements se déroulent selon le protocole qui vous sera proposé soit entre 15 jours et 2 mois. Pour s'assurer de la réussite du traitement, il vous est demandé de suivre scrupuleusement un planning incluant :**

- *des injections hormonales quotidiennes (le soir entre 18h et 21h) ;*
- *des prises de sang et échographie à partir du 6e jour de traitement. Ces examens seront effectués toutes les 36 h à 72 h. Examens qui permettront d'ajuster les traitements, afin d'obtenir le meilleur résultat possible, et d'éviter des réactions inappropriées des patients à la suite des traitements (par exemple le syndrome d'hyperstimulation) ;*
- *une disponibilité pour le jour de la ponction (l'intervention se déroule en général le matin, mais il est conseillé de ne pas travailler l'après-midi de l'intervention (suite de l'anesthésie générale, douleur des ovaires à la suite de la ponction) ;*
- *une disponibilité pour le jour du transfert ;*
- *messieurs, une période d'abstinence de 2 à 6 jours (selon les recommandations de votre praticien) est demandée avant le recueil du sperme, afin d'obtenir un sperme de qualité.*

Quand la PMA ne fonctionne pas ou pas bien… le traitement peut prendre fin à tout moment

▸ **Nombre de femmes n'ont pas conscience que le traitement peut à tout moment prendre fin pour différentes raisons :**

- *vous ne répondez pas ou pas bien au traitement (pas assez de follicules ou trop) ;*
- *les ovocytes ne sont pas matures ou pas assez qualitatifs pour être fécondés ;*
- *les embryons ne se développent pas et ne peuvent donc être transférés, etc. ;*
- *vous faites un syndrome d'hyperstimulation obligeant à une congélation et un transfert différé.*

CONSEILS ET ASTUCES

Vivre mieux les étapes du traitement

- Il est important que vous ayez en tête la notion d'ÉTAPES dans les traitements, cela permet de mesurer le chemin parcouru et « d'apprécier » l'avancement du traitement. Notamment quand celui-ci n'aboutit pas ! Il faut apprendre à se réjouir de chaque bonne nouvelle, de chaque réussite, de chaque étape franchie. Certes, seul le fait d'être enceinte compte..., mais le chemin est long et complexe et cela vous demande de garder espoir, confiance et motivation, il faut donc regarder les choses d'une nouvelle manière, et mesurer les réussites et non pas les échecs.

Transfert et attente du résultat

- Mesdames, les 14 jours qui suivent le transfert de l'embryon sont sans doute les jours les plus longs et difficiles à vivre pour vous. Il faut bien avoir en tête que lors de cette étape, c'est la nature qui reprend ses droits. Ce qui signifie que vous pouvez adopter une attitude propice à la réussite, mais que vous n'êtes pas responsable de l'échec !

Le transfert

- Tout d'abord, lors du transfert, profitez en couple de ce moment où l'on va vous transférer un ou deux embryons. Vous avez le temps après le transfert de rester allongée sur place, profitez de ce temps pour être au calme et bien prendre conscience de cette étape... La question est ensuite : « Ce ou ces embryon(s) vont-ils s'accrocher ? » Mais à ce moment-là, tout espoir vous est permis.

Après le transfert

- Il est conseillé de rester quelques jours au calme, sans pour autant rester couchée dans votre lit.

Il est DÉCONSEILLÉ :

- *de faire du sport surtout courir, sauter, pratiquer des sports violents qui pourraient vous générer des douleurs physiques ;*
- *le port d'objets lourds ;*
- *les bains de soleil, sauna ou bains trop chauds (cela est mauvais pour la circulation sanguine et peu gêner l'implantation) ;*
- *les rapports sexuels (pour éviter les contractions utérines).*

▶ **Quand vous le sentirez et en fonction de votre envie, vous pourrez passer ces quelques premiers jours à reprendre une activité normale. Aucunes études ne prouvent que l'inactivité ou le repos facilitent une grossesse.**

Faut-il y croire ou pas ?

▶ **Pendant ces jours d'attente, n'hésitez pas à vous projeter, à penser à cette grossesse, à parler à vos embryons... La question est toujours la même chez les femmes qui ont vécu ce parcours : « Dois-je y croire ou pas ? »**

▶ **Si vous avez fait le traitement c'est déjà une preuve qu'une part de vous y croit ! Et ne pas y croire ou se convaincre que cela ne fonctionnera pas vous aidera-t-il à moins souffrir le jour du résultat si ce dernier est négatif ? Je ne crois pas. Dans tous les cas si le résultat est négatif, vous serez triste et vous devrez faire votre deuil. Alors profitez de ces 14 jours de potentielle grossesse, vivez-le pleinement et savourez chaque jour. Profitez de ces moments pour vous cocooner, vous occuper de vous, vous faire plaisir. Partagez avec votre conjoint vos ressentis. Et les jours plus difficiles, les jours ou tout semble sombre, vivez vos émotions. Ce n'est pas parce qu'un jour vous aurez baissé les bras que la grossesse n'arrivera pas ! Acceptez les émotions qui vous arrivent, elles sont le baromètre de vos ressentis.**

▶ **Si vous constatez des pertes brunes ou quelques pertes de sang, pas de conclusions hâtives, jusqu'au résultat de la prise de sang rien n'est joué, continuez d'y croire.**

Dois-je attendre entre deux FIV ?

► **Il est également recommandé aux patientes d'attendre 2 à 3 mois entre chaque FIV, afin de laisser le temps à leur corps de se reposer. Le besoin d'enchaîner de manière rapide les traitements et d'être tout le temps dans l'action rassure. Ce temps d'attente peut sembler long et inutile à bon nombre de patientes, mais il reste pourtant essentiel.**

Mesdames, ayez en tête que l'échec n'est pas de votre faute ! Vous avez fait le job, c'est-à-dire fait les traitements et suivi le protocole comme il le fallait ! Vous n'avez pas la main sur tout malheureusement, et n'êtes pas responsable des agissements de votre corps.

Une pause entre deux traitements : pourquoi ?

► **Le temps de repos et aussi physique que psychologique ! Il offre un moment pour réfléchir aux différentes options ou « stratégies » possibles, pour faire son deuil de cet échec, pour souffler et aussi pour sortir un temps du processus médical et de sa vie parallèle pour retrouver sa vraie vie. En effet, plus le processus avance, plus vous risquez de vous enfermer petit à petit dans votre désir d'enfant. Plus exactement s'obséder ! Ce processus est totalement légitime, mais il va finir par mettre entre parenthèses la vie du couple au seul profit de son désir d'enfant. Prendre donc quelques semaines permet de :**

- *prendre du temps pour votre couple, en reprenant des activités, projets communs indépendamment de la maternité ;*
- *de faire son deuil de l'échec, pour envisager la prochaine étape (traitement ou autres options) de manière posée ;*
- *de prendre le temps si nécessaire de consulter un autre praticien pour confronter les avis et ainsi optimiser ses chances, etc.*

4. Quels sont les médicaments de la PMA ?

Comme nous l'avons vu au préalable, les différents traitements en PMA, que ce soient les stimulations simples, les inséminations ou encore la FIV, nécessitent un accompagnement médicamenteux qui doit répondre à plusieurs objectifs, en reproduisant en partie le système naturel de reproduction de la femme : bloquer l'ovulation, stimuler la production d'ovocytes, ou encore déclencher l'ovulation.

Ces différentes classes de médicaments, vont être choisies par le médecin spécialiste en fonction du processus dans lequel elle va rentrer, mais aussi de l'âge de la patiente, de sa consommation de tabac, de sa ou ses pathologie(s), des éventuelles réponses aux traitements si la patiente en a déjà subi...
Dans un fonctionnement naturel, la patiente va produire naturellement différentes hormones qui vont assurer le bon fonctionnement de l'appareil reproducteur. Ces hormones, en quantité classique, vont dans le cadre d'une FIV, notamment, être multipliées afin d'obtenir un résultat significatif. Il est donc évident que cela peut générer des effets secondaires. Effets secondaires que les femmes ressentent d'ailleurs de manière naturelle, mais modérée notamment lors de l'ovulation, de leurs règles, d'une grossesse ou lors de la ménopause.

La majorité des femmes parlent de symptômes comme des sautes d'humeurs, des douleurs ou tiraillements dans le bas-ventre, de bouffées de chaleur ou encore de tensions mammaires...

Lors des traitements, elles ne vont donc pas être épargnées et, compte tenu de la forte dose d'hormones reçues, les symptômes ne seront pas rares, souvent forts et parfois douloureux.

CONSEILS ET ASTUCES

- **Les posologies indiquées par vos praticiens sont indicatives et peuvent être adaptées ou modifiées pendant votre traitement. Il est donc conseillé d'acheter l'ensemble des médicaments prescrits, afin de les avoir à porter de main lorsqu'ils vous seront utiles, sans avoir à courir un dimanche ou un jour férié (notamment, pour les médicaments déclenchant l'ovulation dont l'injection peut être demandée de manière inopinée) ! Pensez également à vérifier vos stocks de seringues et aiguilles, si vous faites vous-même les injections !**

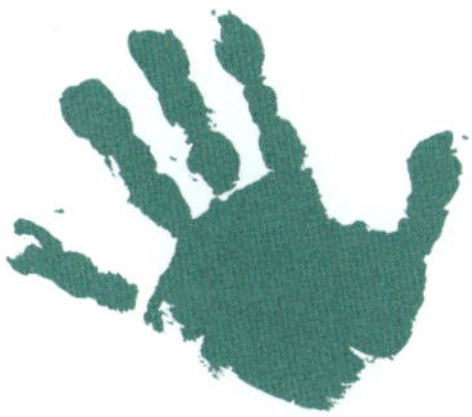

Les médicaments qui vont bloquer l'ovulation

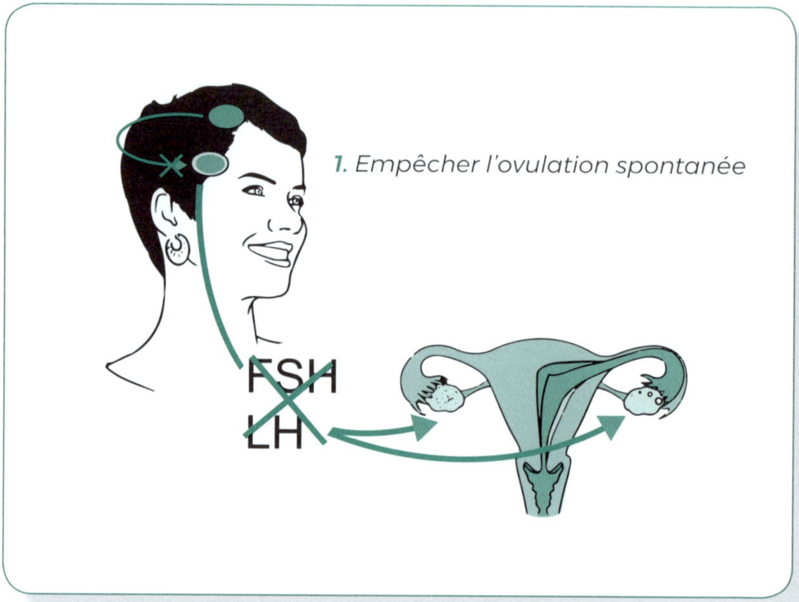

- **Objectif :** Ils servent à couper la communication entre le cerveau et les ovaires. Ils mettent au repos des ovaires, afin que ces derniers soient plus efficaces lors des traitements de stimulation, et éviter une ovulation spontanée qui mettrait en péril le protocole. La production d'hormones permettant la stimulation des ovaires et le déclenchement de l'ovulation sont donc stoppés. Il existe deux catégories de médicaments : les agonistes du GnRH (Gonado-trophine Releasing Hormone) et les antagonistes du GnRH.

- **Posologie :** Les médicaments seront pris soit avant le traitement, soit en parallèle des piqûres de stimulation ovarienne.

Les effets secondaires des bloqueurs de l'ovulation

Sachant que le fait de stopper la production d'hormones va donc arrêter de manière momentanée le fonctionnement ovarien, vous allez être en ménopause artificielle. Les effets secondaires vont être assez similaires à la ménopause naturelle !

Quels effets secondaires pouvez-vous ressentir ?

Bouffées de chaleur, libido en berne, sécheresse vaginale, nausées, kystes ovariens fonctionnels (kystes ne nécessitant pas d'intervention pour les retirer, la mise au repos des ovaires suffira à les voir disparaître), métrorragie*, prise de poids, vomissements, maux de tête, humeur fluctuante sont les effets secondaires constatés.

La pilule : utilisée pour réguler le cycle des femmes ayant des cycles capricieux, mais aussi pour bloquer l'ovulation. La pilule peut aussi être donnée pour les femmes qui doivent commencer impérativement un traitement à date, notamment, dans des centres de PMA « débordés » ou ayant des plannings serrés. Il est évident que donner la pilule à une femme infertile est pour nombre d'entre elles très difficile à comprendre et à accepter. **Elles n'arrivent pas à procréer naturellement, quelle drôle d'idée donc, selon elles, d'être sous pilule puisque la vertu principale de la pilule est d'éviter une grossesse ! Le rôle de la mise au repos ou du régulateur de cycles n'est pas une évidence sans explication de leur médecin !**

CONSEILS ET ASTUCES

- N'hésitez donc pas à consulter votre pharmacien, afin qu'il puisse vous trouver des solutions palliatives à certains effets secondaires. Par exemple, dans les cas de sécheresse vaginale (effet secondaire très fréquent), l'achat d'un lubrifiant permettra d'avoir des rapports sexuels plus agréables. Consultez un nutritionniste ou un diététicien pour vous aider à maintenir ou réguler votre poids qui va rapidement devenir votre ennemi n° 1 !

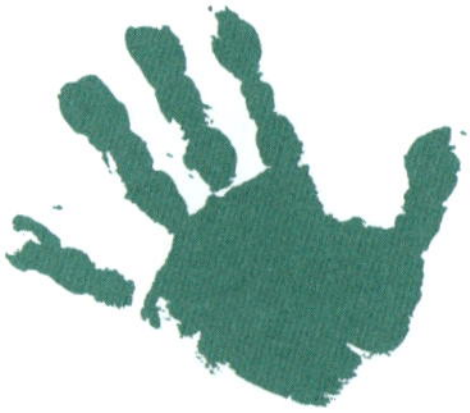

Les médicaments qui vont stimuler les ovaires pour produire plus de follicules

***2.** Stimuler les ovaires*

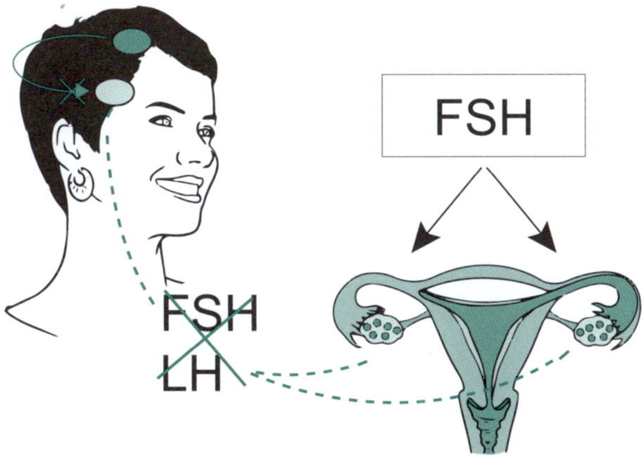

- **Objectif :** Ces médicaments stimulent les ovaires pour obtenir de nombreux follicules qui deviennent matures et fécondables.
- **Posologie :** Le traitement se fait par prise d'hormones sous forme de solution injectable (piqûres) pendant 12 à 18 jours, selon la réponse de la patiente. L'injection est conseillée le soir entre 18 h et 21 h.

Quels effets secondaires pouvez-vous ressentir ?

Douleurs abdominales, sensations de pesanteur, douleurs lombaires, tension mammaire, rétention d'eau, troubles de l'humeur, maux de tête, prise de poids, nausées, vomissements, diarrhées, insuffisance lutéale*, syndrome d'hyperstimulation sont les effets secondaires que vous pouvez ressentir...

CONSEILS ET ASTUCES

▸ **Horaires des injections :**

- *Concernant ce type d'injections (gonadotrophines FSH), les horaires doivent être réguliers, mais un écart de 1 à 2 heures peut être toléré, ne remettant pas en cause la totalité du traitement. Attention de bien noter l'heure de la piqûre pour bien rester dans le créneau autorisé !*
- *Cela vous permet donc de gagner en souplesse, si un soir vous ne pouvez rentrer à l'heure pour votre traitement, si vous devez sortir..., donc de ne pas générer plus de stress qu'il n'y en a déjà !*

▸ **Faire les injections :**

- *Ces injections peuvent être réalisées par vous-même, mais vous pouvez également faire appel à une infirmière pour le soutien « logistique » (explications de comment réaliser une injection) et pour l'échange quotidien qui peut dans certains cas apporter du réconfort psychologique. (La prise en charge est de 100 %, il suffit de demander une ordonnance à votre gynécologue).*
- *Les piqûres peuvent être réalisées soit dans le ventre, soit dans les cuisses. Il est conseillé d'alterner les injections (une fois côté gauche du corps, une fois côté droit). Cela permet d'éviter de piquer deux fois au même endroit !*
- *Attention : soyez vigilante à l'hygiène ! Pensez bien à vous laver les mains avant de faire vos injections. De bien nettoyer l'espace ou vous posez vos seringues et de désinfecter l'endroit de votre corps où vous allez vous piquer.*

Les médicaments pour le déclenchement de l'ovulation

3. Rendre les ovocytes fécondables

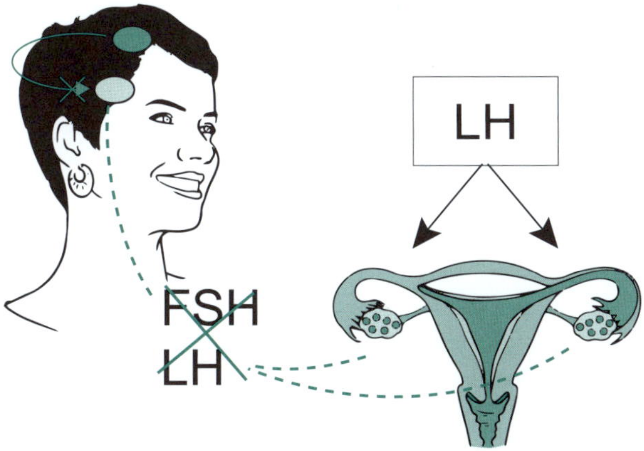

- **Objectif :** déclencher l'ovulation
- **Posologie :** la prise se fait sous forme de solution injectable à l'heure déterminée par le praticien.

Quels effets secondaires pouvez-vous ressentir ?

Le plus dangereux des effets secondaires est le **syndrome d'hyperstimulation ovarienne (HSO).**

Ce syndrome constitue une complication des traitements stimulants de l'ovulation. L'hyperstimulation est parfois imprévisible ou inévitable, elle touche environ 3 à 4 % des FIV. Ce syndrome résulte d'une réponse folliculaire trop importante, lors d'une stimulation (beaucoup de follicules en échographie). Elle se manifeste le plus souvent dans la semaine qui suit le déclenchement de l'ovulation. Cette hyperstimulation est plus fréquente chez les patientes les plus jeunes, chez celles qui présentent au départ des ovaires assez gros ou avec de multiples petits kystes.

Quels sont les symptômes ?

Les symptômes de l'hyperstimulation sont : l'augmentation très importante de la taille des ovaires, la rétention d'eau accompagnée d'épanchements de liquide dans l'abdomen (ascite) et parfois autour des poumons dans les cas les plus graves.

Il existe plusieurs degrés d'hyperstimulation : le degré 1 nécessitant juste une légère surveillance et du repos.
Les degrés 2 et 3 imposent un suivi sérieux, une hospitalisation peut être nécessaire, notamment dans les cas d'épanchements ou de défaillance rénale.

Quand suspecter une hyperstimulation ?

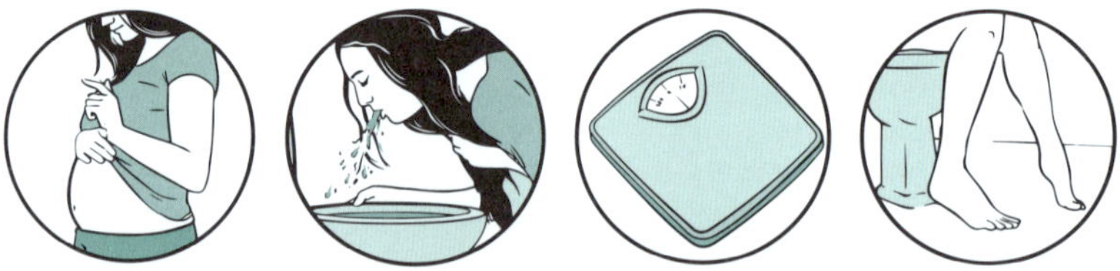

Gonflement et maux de ventre — *Nausées ou vomissements* — *Augmentation de poids* — *Diarrhée*

L'hyperstimulation se manifeste par une prise de poids soudaine et rapide, un gonflement et une sensation de gêne abdominale ou respiratoire et des douleurs dans le ventre.

ATTENTION : Si vous ressentez ces symptômes, il est préférable de consulter rapidement son médecin.

L'hyperstimulation guérit dans un délai de 15 à 30 jours selon sa gravité. Ce délai peut être encore plus long en cas de grossesse.

Les risques sont minimes grâce à la surveillance régulière par échographie et prise de sang. Notons que ce n'est pas parce qu'une patiente a fait une hyperstimulation qu'elle sera sujette à d'autres hyperstimulations par la suite.

à retenir

Quels sont les critères pour déclencher une ovulation ?

Le jour et l'heure du déclenchement de l'ovulation seront déterminés grâce au monitorage (échographies et prises de sang). Il faut que plusieurs paramètres soient réunis pour déclencher l'ovulation :

- *un endomètre mature (supérieur à 6 mm) ;*
- *un taux d'œstradiol entre 150 et 250 pg/ml par follicule ;*
- *des follicules matures (supérieur à 18 mm).*

C'est votre praticien qui va déterminer le jour et l'heure du déclenchement de l'ovulation. Il est donc impératif de respecter cet horaire (aucun battement horaire n'est autorisé) qui va conditionner la ponction ou l'insémination ! C'est dans les 34 à 36 heures après l'injection du médicament qu'aura lieu la ponction ovocytaire ou l'insémination.*

Quand le follicule devient ovocyte…

Dans le cadre de la ponction, celle-ci doit avoir lieu avant que les follicules ovulent, sous peine de ne pouvoir récupérer les ovocytes, et donc de mettre en péril le traitement. Petite explication pour y voir plus clair : imaginez que vos follicules soient des « Babybel® », ce petit fromage blanc à la coque rouge et ronde que les enfants adorent. Eh bien, à la suite de l'injection du médicament déclenchant l'ovulation, la coque du « Babybel® » (follicules) va s'ouvrir, laissant sortir le fromage qu'il contient (ovocytes). Si la ponction n'a pas lieu à temps, les ovocytes vont disparaître dans les trompes et ainsi être irrécupérables !

ATTENTION aux tests de grossesse urinaires !

Le médicament qui déclenche l'ovulation peut fausser et générer un faux positif sur un test de grossesse urinaire. Il reste présent 12 jours dans le corps, il est donc fortement déconseillé de réaliser un test urinaire avant J 12 après le transfert. Le résultat le plus fiable pour savoir si vous êtes enceinte restera toujours la prise de sang !

Les médicaments après le transfert des embryons

- **Objectif :** aider à la nidation*, réduire les risques de fausses couches, etc.
- **Posologie :** la prise se fait sous forme d'ovule de piqûres ou de patchs hormonaux.

CONSEILS ET ASTUCES

- Concernant les ovules de progestérones, mesdames, il est fortement conseillé de prévoir de mettre des protège-slips, afin d'éviter les résidus du médicament.
- Pas d'angoisse si vous avez des bouts de progestérone qui s'expulsent, c'est normal et cela n'entrave en rien le traitement.

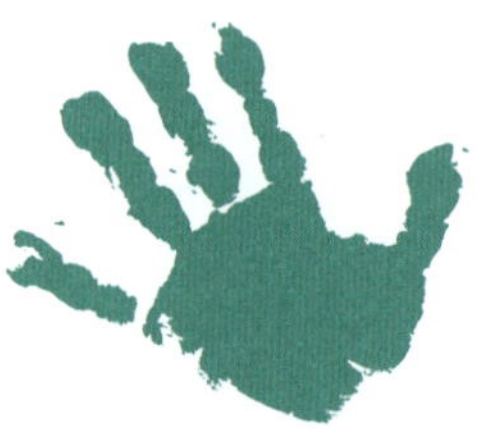

4

L'état psychologique que génère l'infertilité

> *« Ce qu'il y a de terrible chez nous, humains, c'est que nous ne pouvons être que d'un seul sexe et que nous ne pouvons que fabuler les plaisirs et les désirs de l'autre sexe. C'est pour cela que les hommes et les femmes ne se comprennent jamais. »*
>
> *Françoise Dolto*

Faire un enfant est la chose la plus simple et aussi la plus agréable. Un couple s'aime, désire un enfant et à la suite d'un câlin, ce rêve prend vie ! Mais lorsque cela ne fonctionne pas comme prévu, bien des questions vont alors se poser au couple. Pourquoi cela nous arrive ? Qu'avons-nous fait ? Ne méritons-nous pas un enfant... ? La découverte de l'infertilité va ainsi générer un état psychologique tout à fait particulier. État qui n'existait pas avant ces essais bébés, et qui va perdurer tout au long du parcours pour avoir un enfant. Mais à quoi ressemble cet état ?

1. Le choc de l'annonce de l'infertilité

Ce couple va se projeter dans cet enfant à venir, et avec lui tout ce que cela implique dans son imaginaire. Les couples veulent un « mini-eux », un être fait de leurs deux identités, qui va leur ressembler, mais aussi porter leurs attentes les plus intimes. Les esprits sont déjà en marche, alors que le corps, lui, n'a pas encore produit son effet.

Lorsque la grossesse n'arrive pas, les questions commencent alors à se poser... de manière plus ou moins rapide. Évidemment, la question de potentiels soucis pour procréer va se poser de manière lointaine au début, pour devenir plus prégnante au fur et à mesure. C'est très souvent la femme qui va décider, après quelques mois sans grossesse, de faire un point chez son gynécologue pour s'assurer que tout est en ordre.

Comme nous avons pu le voir lors de notre exploration des techniques de la PMA, en cas de grossesse qui tarde, il va être proposé au couple d'explorer plus avant les freins à cette maternité, puis en fonction du résultat des examens, des solutions médicales seront proposées. Ces traitements qui sollicitent le corps, mais aussi la vie du patient, ne sont pas seuls à peser sur les hommes et les femmes en quête d'un enfant.

Témoignage

Marie, 31 ans :

« Le jour où j'ai arrêté de prendre la pilule, j'ai ressenti un bonheur incroyable. Je me suis sentie "grande" ! J'y étais, j'allais devenir mère... Nous avons longuement discuté avant de prendre cette décision, c'était clair, notre choix était fait : devenir parents. Je me disais que cela pouvait arriver à n'importe quel moment. J'avais envie que cela se produise vite, et en même temps je me disais que nous n'étions pas pressés. Mais une fois la décision prise d'arrêter la pilule, je ne pouvais pas imaginer qu'il fallait encore attendre... Alors assez vite, j'ai décidé de consulter, mon mari ne voulait pas, il trouvait que cela allait trop vite... J'ai insisté, il a fini par accepter ! Après les choses se sont vite enchaînées : les examens, les rendez-vous chez le médecin ou avec les spécialistes... On n'a plus réfléchi, on a juste suivi les étapes proposées par mon gynécologue... »

Le diagnostic de l'infertilité tombe lorsque la médecine propose au couple d'être aidé médicalement. **Nous parlons bien ici d'infertilité, qui n'a pas le caractère définitif de la stérilité.** Il correspond à une aptitude diminuée à concevoir et à engendrer une descendance. De manière plus spécifique, elle correspond à l'inaptitude de concevoir après une année de rapports sexuels réguliers.

Le mot INFERTILE est reçu par le couple comme une gifle !

Cette annonce est toujours un moment très douloureux. Il vient signer et donc appuyer le fait que nous sommes la source du dysfonctionnement et sa traduction est : nous avons un problème ! Vont alors se bousculer de nombreuses questions : Pourquoi nous ? Comment allons-nous faire ? Aurons-nous un enfant ? Cette nouvelle produit donc une sidération au sein du couple, qu'il va falloir tout d'abord digérer, puis accepter.

Il est important de souligner que lors de l'annonce, un diagnostic va être posé, mettant en lumière les raisons de cette infertilité. Est-ce madame qui a un souci, monsieur ? Les deux ? C'est également pour la source du problème un double choc car il « rend » coupable ce dernier ! Il ou elle va désormais porter cette responsabilité. Même si l'amour et la bienveillance règnent au sein du couple, des non-dits sur la question de l'infertilité peuvent naître. Il y a parfois des doubles discours, celui qu'on tient à son partenaire et celui qu'on entretient intérieurement.

Témoignage

Benjamin, 35 ans :

« Quand on m'a annoncé que j'avais peu de spermatozoïdes et qu'ils étaient fainéants, j'ai ressenti une honte incroyable. J'étais le responsable, celui qui rend malheureux sa femme, parce qu'elle a besoin de cet enfant pour être totalement heureuse. Et en plus, il fallait que ma femme supporte des traitements dont elle n'avait pas besoin puisqu'elle n'a rien... J'ai vraiment ressenti le poids de la culpabilité ce jour-là, malgré les mots bienveillants de ma conjointe. »

Mais n'oublions pas les cas d'infertilités inexpliquées. Dans ce cas précis il n'y a donc pas de diagnostic posé ! On ne sait pas la raison de l'infertilité. C'est parfois pire, car on ne sait pas contre quoi on se bat. Et la culpabilité est d'autant plus grande que la question de la responsabilité psychologique peut se poser. Si mécaniquement il n'y a pas de soucis, alors pourquoi cela ne fonctionne-t-il pas ? Dans ce cas précis, l'inconnu est terrifiant. Il faut bien avoir en tête que les infertilités inexpliquées ne sont pas toutes du domaine de l'infertilité psychologique ! Il est très difficile pour un couple qui n'a pas de pathologie avérée de s'entendre dire : « Eh bien alors c'est dans votre tête, n'y pensez plus et cela viendra ! » Cela stigmatise encore plus et rend encore plus coupable le couple.

2. Du deuil à l'espoir : un cercle vicieux

Il est important de prendre en compte que lorsqu'un couple débute une PMA, il a déjà à son actif de nombreux échecs de grossesse. Chaque nouveau cycle menstruel, chaque règles vient marquer le fait que la femme n'est pas encore enceinte.

Ces règles qui arrivent marquent donc la fin d'un cycle et signe le fait qu'il n'y a pas de grossesse. Cela va générer chez la femme un sentiment de désespoir, de déception et d'échec.

Mais les règles marquent aussi le début d'un nouveau cycle qui donnera peut-être lieu à une grossesse, d'où le sentiment d'espoir qui va naître. L'état d'esprit de la femme va osciller et passer du plus bas au plus haut en quelques jours, voire en quelques heures seulement. Les hormones n'aidant pas la femme à prendre du recul dans cette période.

Les couples ont donc déjà à leur actif de nombreux cycles féminins d'échecs avant leur entrée en PMA ! Et chacun de ces moments vient s'accumuler psychologiquement. Ce sont autant de petits deuils que de règles !

Il ne faut pas non plus oublier les accidents de grossesse, comme la fausse couche ou encore l'œuf clair, qui sont aussi des échecs lors des essais. Les fausses couches même précoces ne sont pas sans marquer le couple, cet « accident » va stopper un espoir grandissant, matérialisant le fait que la grossesse peut aussi être stoppée à tout moment. Cela va donc rajouter une ombre au tableau et une peur supplémentaire !

C'est la raison pour laquelle ce cumul d'échecs va finir par ébranler le couple, et générer chez l'homme comme chez la femme un état psychologique propre à l'état d'infertilité !

L'entrée en PMA va donc générer un formidable espoir pour le couple. En effet, elle va donner à ce dernier un coup de pouce pour obtenir le sésame : un bébé. Mais elle marque également une nouvelle étape dans ce deuil. Le deuil de l'enfant naturel, du « bébé couette » comme disent certaines. Ce bébé qui arrive sans qu'on s'y attende et que l'on découvre par hasard, suite à un retard de règles. Cette grossesse que l'on peut annoncer à son conjoint avec une jolie mise en scène en lui offrant, par exemple des chaussons, une tétine, etc.

Témoignage

Sandrine, 39 ans :

« Moi, je n'avais pas imaginé faire un enfant comme ça ! J'aurais aimé pouvoir, comme dans un film, me rendre compte par hasard de cette grossesse, en faire un évènement simple et inattendu. Mais au lieu de cela, nous avons dû nous plier au planning des médecins, oublier notre intimité et explorer une partie de notre corps que nous connaissions peu ou pas... Nous sommes devenus des "ovocytes" et des "spermatozoïdes" plutôt que Sandrine et Franck ! »

3. Le désir d'enfant au centre de la vie de couple

La PMA qui est, comme nous l'avons vu, si organisée et suivie ne laisse pas de place à l'inconnu. C'est donc avec des sentiments de tristesse, mêlés à l'espoir que les couples débutent les traitements. Ces sentiments ambivalents vont faire désormais partie de la vie du couple qui va découvrir les montagnes russes émotionnelles.

De surcroît, l'espoir que génèrent ces traitements à chaque tentative va aussi pousser le couple à se centrer de plus en plus sur la question de la maternité. Les couples vont se mettre à compter et calculer les jours propices à la période de fécondation. Les femmes vont petit à petit apprendre à s'observer. **Le moindre signe de grossesse va ébranler le couple, les jours de retard de règles deviennent longs et insupportables.** Il faut bien avoir également à l'esprit que les effets secondaires des médicaments que nous avons vus précédemment sont assez similaires à des symptômes de grossesse : douleurs mammaires et dans le bas-ventre, nausées, sensation de gonflement, etc. Il est donc complexe de faire le distinguo entre les vrais symptômes et les effets secondaires. C'est pourquoi il faut apprendre à garder ses distances avec eux.

Le couple va organiser sa vie autour de ce seul évènement ! Les vacances seront calculées en fonction des traitements ou d'une potentielle grossesse. Les projets, ceux-là mêmes qui permettent au couple de se projeter, seront parfois reportés ou abandonnés au profit du seul projet de l'enfant. Il n'est pas rare de voir des femmes mettre leur vie professionnelle en *stand-by*, car elles hésitent à prendre plus de responsabilités ou à changer d'entreprise en vue de la grossesse. Plus le temps avance et plus l'étau se resserre, et la vie en dehors du projet d'enfant va être mise entre parenthèses.

Enfin, soulignons le poids du regard des autres sur cet échec – qu'il soit verbalisé ou non d'ailleurs –, mais compréhensible de tous puisque ne pas avoir d'enfant devient la seule chose définissant les couples ! Nous reviendrons sur cette notion plus avant dans le chapitre sur le couple et son entourage.

Il n'est pas rare depuis deux ou trois ans de voir des couples qui consultent un thérapeute, juste pour être sûr que faire le choix de suivre un parcours en PMA est le bon choix. Cette question ne se posait pas ou peu auparavant, les couples allaient automatiquement en centre de PMA, suivaient les traitements, puis en cours de parcours ils s'interrogeaient sur l'envie de continuer ou non. Il n'est pas rare que la question « Est-ce une bonne idée de subir tout cela pour avoir un bébé ? » se pose avant les traitements. Non pas qu'ils ne soient pas motivés. Mais le nombre de couples ayant déjà vécu des difficultés lors de leur parcours est grandissant. Et il est fréquent d'avoir dans son entourage proche, des amis ayant déjà subi les affres de l'infertilité. Ces nouveaux couples qui rentrent donc en PMA ont déjà eu connaissance d'histoires ou de témoignages sur cette aventure qui peut finir par les mettre en doute.

« Mettre des mots sur ce qu'on éprouve, aussi bien dans la tendresse que dans la haine, c'est cela être humain. »

Françoise Dolto

CONSEILS ET ASTUCES

Apprendre à s'écouter, partager et à se respecter dans ses choix

- Comme nous dit Marie dans son témoignage, il est important à l'annonce d'une infertilité de prendre un temps pour le digérer, comprendre ce qui nous arrive et décider ! Ce temps doit permettre la prise de conscience de ce qui vient de se passer : « Je ressens quoi ? Où en suis-je ? Où en est mon partenaire ?... » Il est essentiel de prendre un temps de réflexion et d'échange avec son conjoint. Il ne faut pas perdre le contact avec l'autre. Notre ressenti n'est que notre ressenti, notre partenaire ne vit sans doute pas la même chose, ne ressent sans doute pas les mêmes émotions ! Nous ne pouvons pas plaquer notre vision sur lui ou elle. Alors il est important à compter de ce moment de rester en permanence connecté à l'autre, car l'émotionnel et le ressenti sont évolutifs. Il faut de manière constante prendre la température chez l'autre. « Partageons-nous le même ressenti ? Sommes-nous d'accord sur les décisions à prendre ?... » Il faut également accepter que chaque individu avance à sa propre vitesse, et que parfois nous ne soyons pas d'accord sur toutes les décisions, et qu'il faut peut-être laisser du temps à l'autre pour qu'il chemine. Nous ne prenons pas des décisions pour satisfaire l'autre, mais avant tout en étant en accord avec soi ! Si j'accepte des choses qui ne me conviennent pas complètement, je risque de les regretter, voire d'abandonner le projet, ou inconsciemment de faire échouer un projet.
- Ne perdez pas de vue qu'évidemment vous désirez un enfant, mais que cet enfant est la réalisation d'un couple, et qu'il faut donc être en adéquation avec l'autre, car on ne peut forcer quelqu'un à avoir un enfant d'une manière qui ne lui semble pas en accord avec sa vision (par exemple le don d'ovocytes ou de sperme).

CONSEILS ET ASTUCES

Un enfant, mais à quel prix ?

- Il est important de se poser la question de ce désir d'enfant. Je souhaite un enfant à tout prix, c'est-à-dire quelle que soit la manière de l'avoir : par FIV, don d'ovocytes ou de sperme, adoption, etc. ? Ou, je souhaite un enfant « de nous », donc avec nos gamètes uniquement ? Je souhaite un enfant pour transmettre notre histoire, notre culture... ? Cette question fondamentale va permettre de faire des choix et de prendre en compte ou pas certaines options. Cette question qui doit trouver tout d'abord une réponse individuelle, « Moi, je désire quoi ? », va ensuite être discutée en couple. Ainsi, chacun va confronter son point de vue et permettre à l'autre de comprendre ses peurs, ses attentes, ses questionnements, etc. Cet échange va se faire dans le temps, car le couple va évoluer au fur et à mesure de l'avancée dans le processus de PMA. Ce qui parfois est inconcevable en début de parcours peut le devenir après maturation. Mais la communication est donc essentielle pour comprendre là ou en est l'autre.
- Nous parlons ici de choix de vie ! Car faire un enfant c'est une responsabilité et un engagement à très long terme. Il faut donc pouvoir accueillir et vivre avec cet enfant pleinement, sans regrets ou remords !

4. La mise à nu de l'intimité du couple

Rentrer dans un parcours en PMA c'est aussi devenir un couple à trois ! La médecine faisant partie intégrante de ce nouvel ordre. C'est à partir de ce moment que le couple va organiser sa vie autour des attentes de leur praticien. La discipline faisant partie intégrante de la réussite !

Le corps des femmes, un champ d'exploration

Ce sont les femmes qui sont en première ligne dans cette aventure. Elles sont fortement sollicitées par les différents rendez-vous avec les gynécologues, les échographies, les prises de sang, les prises des différents médicaments, etc. Tout cela demande donc une organisation très bien rodée. Les femmes vont donc prêter leur corps à différents examens, afin d'optimiser les chances de grossesse. L'intimité des femmes est mise à nu à partir de ce moment-là. Les échographies vaginales, qui sont réalisées de manières régulières (presque tous les deux jours pour vérifier la maturation des follicules) sont même parfois perçues comme une intrusion dans leur intimité, un « viol » disent certaines. Les examens des trompes, nécessitant l'utilisation d'une injection de gaz dans leur ventre, reste un examen douloureux et touchant à l'intime. Les douleurs liées aux traitements (injections), comme les douleurs dans le bas-ventre, les bleus dus aux piqûres, les pertes vaginales que créent les ovules de progestérone, sont autant de mises à nu ! Aucune parcelle de leur vagin, utérus, ovaires... ne sera oubliée. Tout sera examiné et contrôlé régulièrement.

Les femmes en PMA vont donc rajouter à leur vocabulaire de nombreux mots qui jusque-là leur étaient totalement inconnus. Un vocable utilisé par toutes les personnes parlant d'infertilité. Parler ce langage devient donc indispensable. Lorsque vous faites un enfant de manière naturelle, vous ne vous interrogez pas sur la qualité de votre glaire cervicale ou sur la grosseur de votre endomètre. Eh bien là, chaque partie de votre anatomie nécessaire à la procréation va devenir votre « ami » ! Et de même que pour le vocabulaire : il va devenir votre allié pour comprendre. Certaines femmes n'osent pas demander à leur praticien la définition de certains termes, par honte !

Témoignage

Sonia, 34 ans :

« Quand on m'a dit que j'avais un problème de glaire cervicale, j'ai dit au médecin que j'avais vu récemment mon ostéopathe et que mes cervicales étaient en place ! Il a ri et m'a indiqué qu'il parlait de la glaire cervicale, celle qui permet aux spermatozoïdes de se déplacer… Je me suis sentie tellement idiote ! Depuis, je n'ose plus poser de question… Du coup je vais regarder sur Internet ! »

Le corps devient un champ d'exploration, exposé de manière crue et au centre de toutes les attentions. Le monde médical, tellement rodé à l'exercice, oublie parfois de préserver cette intimité.

Témoignage

Julie, 43 ans :

« Lorsque j'étais en traitements, je me suis parfois demandée si mon médecin savait qui il avait sur sa table d'examen ! Il parlait de moi comme d'une pathologie. J'étais mon nombre d'ovocytes. Cette dépersonnalisation est très compliquée à supporter. Je comprends bien qu'il soit habitué, mais moi non ! Ma pudeur en a pris un coup. Je suis une femme qui désire un enfant, pas juste un vagin. »

Mettre son intimité d'homme au cœur du processus

Cela n'est guère plus simple pour les messieurs. En effet, ils ont moins d'examens que les femmes, mais le spermogramme n'en est pas moins compliqué à vivre. Les femmes, depuis leur adolescence, sont soumises à des visites régulières chez leur gynécologue. Bien évidemment, cela ne fait pas de ce moment un plaisir pour autant, mais l'habitude aidant, les femmes appréhendent mieux les examens touchant à leur intimité.

Pour les hommes c'est donc souvent une première. Pour mieux comprendre leur ressenti, il suffit de comprendre qu'un recueil de sperme se fait au sein d'un laboratoire, grâce à un éjaculat à la suite d'une masturbation. Contrairement à certaines idées reçues, les hommes n'obtiennent une érection que dans certaines conditions psychologiques et physiques comme un endroit calme, plutôt intime. Pour que cette érection devienne une éjaculation, l'excitation se fait par la vue ou l'imaginaire.

Or, les salles de recueil de nombreux laboratoires sont souvent proches du hall d'accueil, ce qui crée un stress pour l'homme qui perçoit les bruits extérieurs, et imagine aisément que les bruits qu'il peut faire peuvent également être perçus de l'extérieur de la cabine. La lumière crue des néons des salles crée également une ambiance froide et médicale, non propice à la détente. Enfin, les quelques magazines mis à disposition des messieurs pour attiser leur imaginaire, sont suffisamment vieux et parfois sales pour générer l'effet inverse ! Bien sûr les femmes peuvent partager ce moment avec leurs compagnons pour les aider, mais il est évident que ces moments si crus étiolent l'intimité du couple !

Il faut enfin imaginer les messieurs sortant avec leur recueil à la main dans un petit pot en verre, qui sera scruté par un laborantin. Il n'est pas rare d'entendre les hommes garder un souvenir ému et humiliant de ces examens, même bien longtemps après les traitements.

Enfin, certains examens exposent de manière brutale et très intime le couple lui-même. Citons le test de Hühner qui est un test post-coïtal. Il doit permettre d'analyser en réel la mobilité des spermatozoïdes et l'efficacité de leurs mouvements, en contact avec la glaire cervicale (glaire servant à conduire les spermatozoïdes jusqu'à l'ovule). Mais rappelons que cet examen est donc réalisé en laboratoire après que le couple a eu une relation sexuelle à une heure déterminée par le laboratoire. Heure qui peut s'avérer parfois en pleine nuit. Imaginez que le couple doit sur commande avoir ce rapport intime, sans motivation en pleine nuit, avec la pression de la réussite. Ce test étant réalisé à un moment précis du cycle féminin, la pression est d'autant plus forte si le couple n'y arrive pas. Il leur faudra attendre le cycle suivant donc perdre un mois ! Et n'oublions pas le passage le lendemain au laboratoire où parfois les personnes de l'accueil peuvent faire preuve d'indélicatesse ou d'indiscrétion face au couple, qui n'est déjà pas à l'aise !

CONSEILS ET ASTUCES

Bien comprendre ce que l'on a et ce que l'on me fait !

- Les traitements de PMA laissent peu de place à « l'initiative » ou encore à la liberté. Vous pouvez encore garder votre libre arbitre et votre initiative sur deux choses : l'équipe qui va vous accompagner à la compréhension de votre ou vos pathologies, ainsi que sur le traitement pour pouvoir prendre les bonnes décisions vous concernant.

Composer son équipe pour remporter la partie !

- Comme il est dit précédemment, vous allez avoir pour nouveau partenaire le corps médical. Ce corps médical se compose bien évidemment de votre gynécologue, mais également de l'équipe qui l'entoure, biologistes, infirmières, etc.
- Il est essentiel de nouer avec cette équipe une relation de confiance, dans la sérénité et l'écoute ! En effet, vous confiez votre corps et votre avenir humain à cette équipe. Il faut donc que vous ressentiez l'implication, la motivation et la transparence de vos praticiens pour établir une pleine confiance, et ainsi suivre de manière sereine les protocoles proposés ! N'hésitez pas à demander plusieurs avis à différents médecins. Attention, il n'est pas nécessaire de faire toute la place de Paris ! Mais juste de confronter plusieurs manières de procéder, afin de choisir celle avec laquelle on se sent le plus en adéquation, et choisir le gynécologue qui vous mettra le plus en confiance. Ainsi, vous évacuez la notion de doute, et vous pouvez vous concentrer pleinement sur le traitement et avancer ensemble dans la même direction. Il en est de même pour les praticiens pour qui le fait de vous sentir plus « zen » et en confiance pourra créer une meilleure dynamique. C'est votre libre arbitre que de pouvoir choisir. Il est évident que votre entourage, vos amis vont tous vous conseiller « le meilleur gynéco qui a fait des miracles ! », mais ce qui est essentiel, c'est votre ressenti sur le médecin face à vous (sa démarche, sa technique, son écoute, etc.), car ce qui est valable et bon pour un individu ne l'est peut-être pas pour vous.

CONSEILS ET ASTUCES

Comprendre pour mieux appréhender et choisir !

- Lorsque le diagnostic de l'infertilité tombe, les causes de cette infertilité seront définies. Il est important de comprendre ce qui dysfonctionne chez vous et/ou chez votre partenaire car la PMA doit pallier ses dysfonctionnements. Il n'est pas rare d'entendre les patients dire qu'ils ne savent pas, qu'ils ne comprennent pas... et qu'ils n'osent pas !
- En effet, le médecin souvent aguerri à l'exercice de l'annonce, ne pense pas toujours ou ne prend pas toujours la peine de rentrer dans le détail et de vous expliquer quels sont les dysfonctionnements qui vous empêchent d'être enceinte. Or, chaque traitement qui va être donné est déterminé en fonction, entre autres, de ces pathologies.

La technique du Post-it® !

- Pour bien comprendre et mieux appréhender la situation, prenez le temps avant vos rendez-vous avec le gynécologue, biologiste ou échographe, de préparer vos questions sur un petit Post-it®.
- Le Post-it® est facilement visible et vous aide à ne pas oublier de poser vos questions, mais aussi il implique de poser des questions courtes et essentielles, car cet aide-mémoire ne laisse pas beaucoup de place.
- Au début de votre entretien avec le praticien, annoncez-lui tout de suite que vous souhaitez un petit moment à la fin du rendez-vous pour poser quelques questions. Ainsi, votre praticien pourra mieux organiser son temps pour vous laisser cet espace. Et n'hésitez pas à prendre ce moment en fin de rencontre pour interroger le spécialiste, et si nécessaire lui faire répéter les choses qui ne sont pas claires, car votre traitement en dépend, et possiblement les choix ou les options à venir. Nombre de patients se sentent « idiots » à l'idée d'interroger son gynécologue, mais la communication est l'art de la répétition, et donc il est important que vous compreniez bien les choses pour mieux les digérer et vivre votre traitement en pleine conscience. De plus, vous n'êtes pas médecin, il est donc légitime de ne pas tout comprendre ou savoir sur la gynécologie.

5. Que ressentent les femmes dans ce parcours ?

Comme nous avons pu le constater déjà, la maternité est une étape essentielle dans la vie d'une femme. Elle marque un passage. Pour certaines femmes, ce passage n'est en rien obligatoire, et le fait d'avoir ou non un enfant ne conditionnera pas leur pleine et totale féminité. En revanche, pour les autres, c'est une manière d'être pleinement femme. Même si une femme ne se résume pas par ce simple acte. Une femme se compose de bien d'autres aspects. Avant même de devenir mère, elle s'est construite tout au long de son enfance, son adolescence et sa vie d'adulte par d'autres manières. Une femme est comme un éventail composé de plusieurs franges. Elle est la fille de quelqu'un, la sœur de quelqu'un, l'amie, la professionnelle, l'amante, etc. En faisant un enfant, elle va donc rajouter un nouveau pan à ce qu'elle est déjà : devenir une mère.

Si nous partons de ce constat, et comme nous l'avons déjà dit, son désir d'enfant va prendre totalement forme avec la rencontre de cet autre qui va lui donner l'envie de devenir mère, peu importe le moment où le désir apparaît.

« L'espoir ce n'est pas de croire que tout ira bien, mais de croire que les choses auront un sens. »
Vaclav Havel

Lorsque l'infertilité fait donc son apparition dans ce désir, les femmes vont alors se mettre à s'interroger sur leur féminité. En effet, les deux aspects sont souvent intimement liés dans l'esprit des femmes. Je ne suis pas mère, donc pas une femme complète.

Nous parlions de l'ambivalence des sentiments pour le couple, il est donc bien évident que cette ambivalence va exister également pour les femmes, indépendamment de leur partenaire.

Tout d'abord, pour mieux comprendre ce qui se passe dans la tête d'une femme infertile, précisons que l'état psychologique que génère l'infertilité va décupler les émotions ressenties, mais aussi **rendre obsessionnel ce désir d'enfant.** Nombre de gens donnent comme conseil aux personnes infertiles de penser à autre chose qu'à ce désir. C'est impossible quand les couples sont en traitement, car se sont les différents rendez-vous médicaux qui ponctuent les journées (échographies, prise de sang…).

Des émotions décuplées

L'hypersensibilité permanente envahit également votre quotidien au point de vous rendre parfois obtus ou fermé à tout échange. Les sentiments les plus ressentis par les femmes infertiles sont :

La colère contre elle-même, car elle n'arrive pas à faire un enfant ; contre les autres, qui eux ont des enfants ou des grossesses ; mais aussi de la colère face à l'incompréhension dont parfois l'entourage fait preuve. **Ce sentiment de colère est sans doute le plus fort des sentiments ressentis, car il n'est pas rare de voir cette colère se matérialiser** par de violentes disputes, avec le conjoint ou l'entourage. « Je suis tellement nulle que je n'arrive pas à faire un bébé, le truc le plus simple du monde, même la plus idiote y arrive ! »

La colère est parfois tournée vers le conjoint qui est responsable de l'infertilité du couple. Au début elles encaissent, car leur désir d'enfant est grand, mais les échecs accumulés peuvent amener à des tensions dans le couple et l'on constate, même parfois après une grossesse, une rancœur qui s'est installée à la suite de tant de souffrance.

Témoignage

Julie, 43 ans :

« Je n'en pouvais plus de l'entendre se plaindre et ruminer sur l'humiliation qu'il ressentait quand il devait faire un spermogramme ! C'est fou de faire tant d'histoires alors que moi j'ai subi des piqûres quotidiennes, des humiliations à répétition ! Mon corps a changé, j'ai grossi, je me sens déformée physiquement et psychologiquement ! J'ai besoin qu'il me porte et me supporte, qu'il partage la douleur que je porte juste parce qu'il n'est pas capable de produire des spermatozoïdes de qualité ! Je le déteste ! »

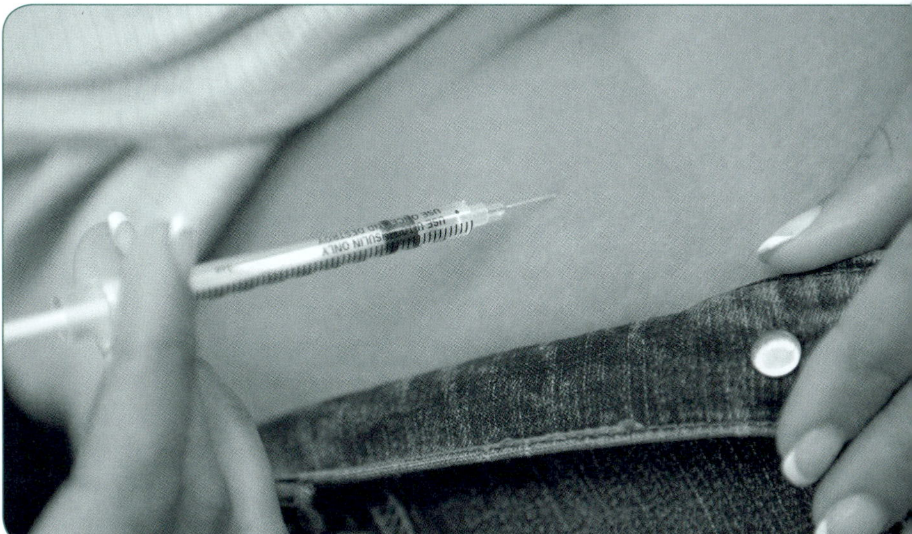

Évacuer sa colère

- **Allongez-vous paisiblement dans un lieu calme où vous vous sentez bien.**
  - *Coupez vos téléphones.*
  - *Si nécessaire, mettez un plaid ou une couverture sur vous pour être pleinement à l'aise.*
  - *Respirez pleinement avec le ventre, à plusieurs reprises afin de vous détendre un maximum, de vous permettre de faire descendre le stress et de vous connecter à vous-même.*
  - *Quand vous sentez que vous êtes déconnectée du monde extérieur, que vous vous sentez prête, commencez à vous imaginer sur un quai de gare.*

- **Je suis sur le quai d'une gare.**
  - *Vous vous imaginez exactement là où vous le voulez, debout, assise sur un banc, dans la gare de votre choix…*
  - *Vous regardez un train qui entre en gare. De votre quai, vous observez sa progression, il stationne en gare, les portes s'ouvrent, le train est vide.*
  - *Toujours en respirant profondément, vous allez penser à tout ce qui vous met en colère. Énumérez chacune de ces choses et visualisez-les !*
  - *À chaque fois que vous identifiez une chose qui vous met en colère, après l'avoir visualisée, imaginez-vous en train de la déposer dans le wagon de ce train qui est face à vous.*

- *Par exemple : « Les femmes enceintes me mettent en colère, je visualise des femmes enceintes et je les vois monter dans le train et s'asseoir. » Je peux visualiser des gens, des objets, des mots, etc.*
- *Une fois que vous avez rempli le train de toutes ces choses qui vous agressent, vous agacent ou vous mettent en colère, visualisez que les portes du train se ferment !*
- *Vous êtes toujours sur le quai, le train va partir, remplit de toutes ces choses qui vous encombrent.*
- *Quand vous vous sentez prête, toujours en respirant profondément, visualisez le train qui quitte la gare. Regardez avec attention en essayant de ressentir vos émotions, de mesurer le point qui vous quitte.*
- *Regardez ce train jusqu'à ce qu'il quitte totalement la gare, jusqu'à ce qu'il ne soit plus visible.*

▸ **Retour au monde réel.**

- *Laissez vos émotions parler, restez les yeux fermés tant que nécessaire, et quand vous le sentirez, rouvrez les yeux !*

▸ **Attention après cet exercice, restez tranquille le temps de réaliser, de digérer.**

▸ **Votre colère est partie avec ce train et vous vous sentez plus légère. Renouvelez l'exercice aussi souvent que nécessaire ! Si vous n'arrivez pas à visualiser, ne désespérez pas et réessayez, il faut parfois du temps pour réaliser l'exercice.**

L'envie/la jalousie : Les femmes infertiles désirent tant cet enfant qu'il devient un objet de convoitise. **« Moi aussi je veux être grosse, mal dormir, vomir... car je suis enceinte ! »** Cette envie ou jalousie va se matérialiser également par un profond malaise face aux femmes enceintes, aux poussettes dans la rue, aux cris d'enfants qu'on entend parfois dans un magasin, etc. Tout ce qui se rapporte de près ou de loin à la maternité va raviver et renvoyer la patiente à sa propre souffrance, et sera donc insupportable pour elle. Mais comment éviter ces intrusions quotidiennes à moins de vivre dans un monde sans enfants ? C'est donc une agression permanente !

La peur de ne pas réussir à devenir mère, de finir seule sans enfant. **« Je vais mourir seule, sans que personne ne se souvienne de moi ! Je ne sais même pas à qui je vais léguer mes affaires. C'est terrible de se dire qu'on va mourir seule et oubliée ! »**

Les femmes ont peur également du prochain traitement et du potentiel échec. Cette peur peut amener les femmes, chez qui on a découvert une pathologie, à proposer à leur compagnon de les quitter, afin de leur permettre d'avoir un enfant avec une autre femme, non infertile ! Ce geste qui peut sembler violent, n'est rien d'autre qu'un acte d'amour, pour ne pas priver son compagnon de vivre ce moment essentiel de la vie. C'est aussi un acte de réassurance et de mise au point pour les femmes qui, évidemment, craignent que leur conjoint les quitte à la suite de ces échecs.

Témoignage

Sarah, 34 ans :

« Après autant d'échecs, et voyant mon mari si attentionné avec les autres enfants, j'ai compris que je n'avais pas le droit de le priver d'un enfant. Je lui ai dit de me quitter, il était encore jeune et pouvait rencontrer une autre femme qui lui donnerait des enfants ! Il a refusé, il voulait surtout être avec moi, et cet enfant il souhaitait qu'on le fasse à deux, ou pas du tout ! Moi j'aurais compris s'il était parti ! »

La honte : Honte de ne pas pouvoir faire comme les autres femmes en devenant mère. **« Je mens chaque fois qu'on me demande si nous voulons faire un enfant ; ce n'est pas le moment, on n'est pas pressés, je ne peux dire la vérité crue, c'est trop honteux. »**

Ce sentiment, la honte, peut amener les femmes à se couper progressivement de leurs amies. Surtout quand ces dernières sont enceintes ou ont des enfants. Les femmes vont donc peu à peu décliner les invitations, distancer les rencontres pour finalement ne garder que quelques rares amies plus compréhensives ou sans enfants.

Le stress et l'angoisse : Le stress d'un emploi du temps compliqué à cause des traitements (piqûres, prises de sang, etc.). Le stress de l'attente, d'un nouveau traitement, du résultat d'un examen, du résultat de la prise de sang pour savoir si elles sont enceintes...

Exercice de respiration pour dépasser son stress

- Nous respirons sans même y faire attention ! Alors concentrez-vous sur votre respiration, car elle vous indique votre état.
- Pour mémoire, rappelez-vous que lorsque nous sommes en état de stress, notre respiration est souvent courte, saccadée, et dans cet état le cerveau n'est pas oxygéné normalement, notre esprit se brouille et nos peurs et émotions prennent le pas sur notre réflexion.
- Essayez, en cas de stress intense, ce petit exercice qui vous prendra quelques minutes, et fera redescendre le stress et détendre l'ensemble de votre corps.
- Trouvez un endroit calme.
- Mettez-vous debout, les jambes légèrement écartées, les pieds bien ancrés dans le sol.
- Positionnez vos bras le long du corps, serrez vos poings très fort en tendant vos bras vers le sol.
- Commencez à respirer par le nez, de manière pleine et complète, remplissez vos poumons, et en parallèle commencez à remonter vos épaules vers vos oreilles, en gardant toujours les poings serrés.
- Lorsque vos poumons sont bien remplis, commencez à souffler très fort et longuement tout en faisant le geste de frapper vers le sol avec vos poings toujours serrés (4 à 5 fois).
- Puis toujours en soufflant, roulez votre dos vers l'avant, tête vers le sol, et laissez vos bras pendre sans résistance, les poings ouverts vers le sol...
- Quand vous avez complètement vidé vos poumons, remontez tout doucement votre buste pour reprendre votre place initiale.
- Faites cet exercice plusieurs fois de suite jusqu'à ce que vous sentiez le bien-être s'installer et la respiration être plus tranquille.
- Bon exercice !

Perte de confiance en soi et baisse de l'estime de soi : Comment se sentir forte et pleine d'assurance quand on a le sentiment de ne pouvoir faire une chose aussi simple que d'être enceinte ?! Nombre de femmes, moins jolies, intelligentes ou drôles y arrivent et pas moi ! Ces échecs à répétition finissent par leur faire croire qu'elles ne sont bonnes à rien. Ce manque de confiance et d'estime de soi va finir par avoir un impact sur les différents aspects de la vie des femmes.

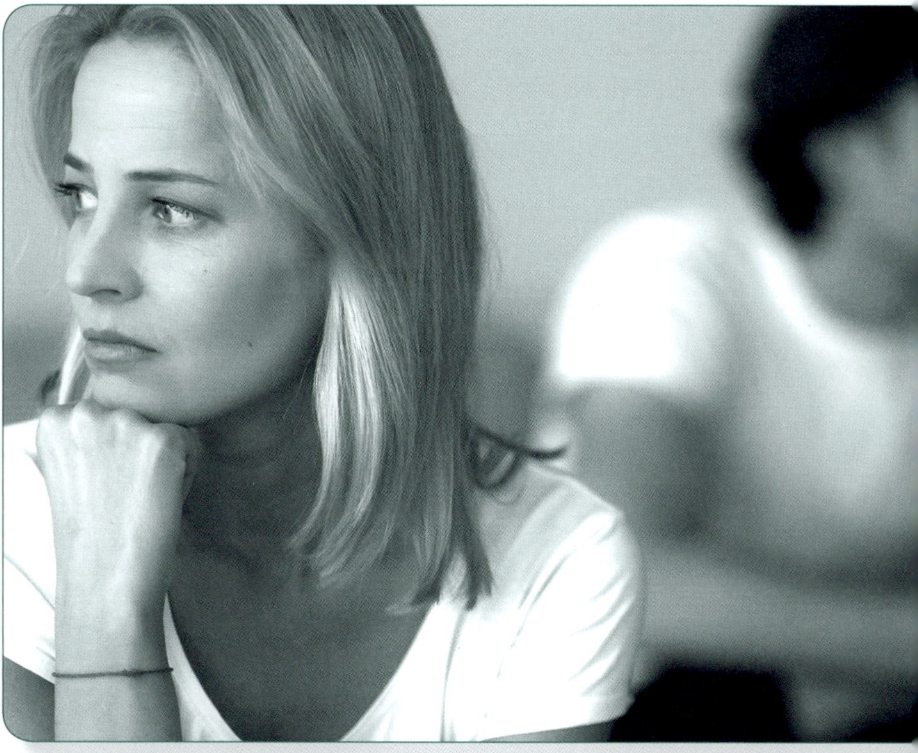

Exercice pour Augmenter son estime de soi

▸ **Cet exercice a pour but de mettre en avant les aspects positifs de votre vie. Nous nous souvenons plus souvent des choses négatives que des positives.**

Munissez-vous d'un papier et d'un crayon.

- *Faites le calme en vous et autour de vous.*
- *Sur la feuille devant vous, tracez un trait assez long et horizontal. Ce trait va matérialiser les dix dernières années de votre vie.*
- *Sans réfléchir, mais juste en ressentant, dessinez une courbe retraçant les dix dernières années en vous racontant votre propre histoire.*
- *Tout ce qui sera dessiné au-dessus du trait sont les moments positifs de votre vie, tout ce qui se situe en-dessous sont les événements moins positifs.*

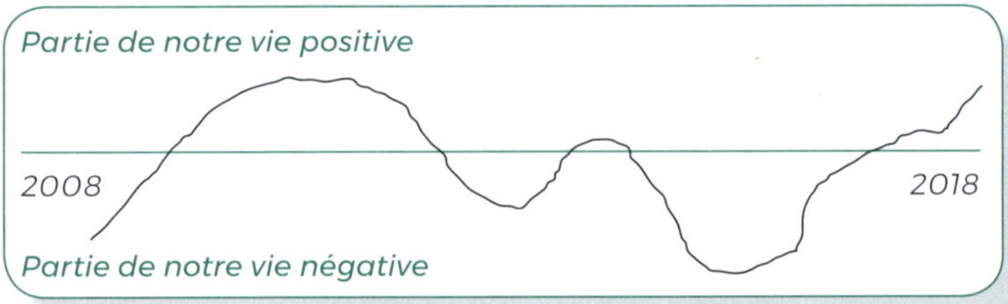

▸ **Il s'agit de le faire sans trop se questionner, de manière rapide, en écoutant son ressenti et pas en se demandant ce qui est bien ou pas !**

▸ **Ensuite, il s'agit de noter les points qui sont ressortis dans la partie positive et de les développer par écrit.**

Par exemple :

- *Septembre 2009 : changement de vie professionnelle (Qu'est-ce que cela m'apporte, mon ressenti, etc.)*
- *Décembre 2014 : début de grossesse, etc.*

▸ **Il faut bien visualiser la répartition des choses dans les deux parties, et mesurer toutes vos réussites.**

▸ **Il faut se raconter oralement ou verbalement ses réussites pour les avoir en soi, et se prouver qu'indépendamment des échecs sur le désir d'enfants il y a aussi de belles choses qui vous sont arrivées ou qui vous arrivent encore.**

▸ **Bon exercice !**

L'espoir : Un espoir chevillé au corps qui permet de surmonter les moments les plus difficiles, et d'accepter l'inacceptable.

La ténacité : Rappelons sa définition : c'est la persistance d'un état d'esprit, ce qui résiste longtemps. L'infertilité va être comme un chemin initiatique pour certaines femmes, et leur permettre de se révéler à elle-même. La ténacité va être une des composantes de cette découverte. Peu de femmes ont vécu de tels combats, et elles vont se découvrir cette force de caractère nécessaire pour persévérer dans le parcours en PMA.

S'interroger avant d'être enceinte : un processus inversé

Les femmes infertiles vont donc vivre des montagnes russes émotionnelles. Avec des moments de fort espoir, suivi d'une souffrance, de tristesse, de colère... C'est le quotidien de ces femmes qui bien souvent ne peuvent ou ne veulent partager leur histoire avec l'entourage. Il est compliqué de raconter ce qu'on ressent, ce que l'on vit.

Une femme enceinte va spontanément et naturellement s'interroger sur la mère qu'elle va être. Serai-je une bonne mère ? Comment vais-je élever mon enfant ? Et dans ce processus psychologique, elle va voir resurgir des souvenirs de sa propre enfance qui vont la replonger dans le passé. De ce passé elle fera son propre état des lieux, et définira une conduite à tenir envers son futur enfant. Mais rappelons que dans ce contexte les femmes sont enceintes ! Donc malgré leurs peurs ou leurs angoisses, elles savent que d'ici quelques mois, elles seront mères. C'est donc une réflexion dans le cas d'un projet concret qui va aboutir.

Dans le cas des femmes connaissant des difficultés à procréer, le processus est alors inversé. En effet, les femmes vont se poser des questions sur leur future maternité sans même

savoir si un jour elles pourront devenir mères. Elles se torturent alors sur leurs « compétences » de mères, sur leur profond désir, et ne cessent de se remettre en cause.

Ce qui engendre une anxiété et un stress d'autant plus forts !

Témoignage

Carole, 40 ans :

« Peut-être que je vais me battre et lorsque je serai mère, je serai nulle et pas à la hauteur. Je me demande souvent ce que j'ai pu faire de mal pour ne pas avoir le droit d'être mère. Je suis punie de quelque chose ce n'est pas possible ! Du coup, je n'ose m'imaginer avec mon bébé, je me l'interdis car si cela n'arrive jamais, j'aurai juste rêvé. »

Un parcours initiatique

Les gynécologues disent souvent aux femmes infertiles qu'elles oublieront toutes ces difficultés et ces souffrances dès lors qu'elles auront leur bébé dans les bras. Je crois que le parcours en PMA change les femmes dans leur perception d'elle-même, de leur couple, mais également de leur maternité. Certes la joie d'être mère après tant de complexité est indéniable, mais il reste des traces qui vont marquer le reste de leur vie. Tout d'abord, lorsqu'une femme a vécu des difficultés pour obtenir une grossesse, elle vit avec encore plus d'appréhension les débuts de celle-ci. Et il n'est pas rare de voir ces femmes se rendre régulièrement aux urgences pour s'assurer que la grossesse évolue bien, et aussi par le biais de l'échographie s'assurer que cette grossesse est bien réelle.

Certaines femmes, à l'arrivée de l'enfant, vont encore plus que pour une autre naissance, surprotéger leur enfant qui est si précieux, car sa conception a été longue et complexe. Et parfois pour d'autres, ce bébé tant rêvé, tant imaginé et tant attendu qui arrive, n'est pas conforme à l'imaginaire de cette mère. Le contact peut donc être plus compliqué à créer. Il faut passer de l'imaginaire à la réalité et accepter l'enfant tel qu'il est !

Enfin, pour certaines femmes, les qualités qui se sont révélées lors du parcours, comme la ténacité dont nous parlions plus haut, vont continuer à perdurer dans leur quotidien, donnant à ces mères, un courage et une énergie décuplée !

« La vie n'est pas d'attendre que les orages passent, c'est d'apprendre comment danser sous la pluie. »

Sénèque

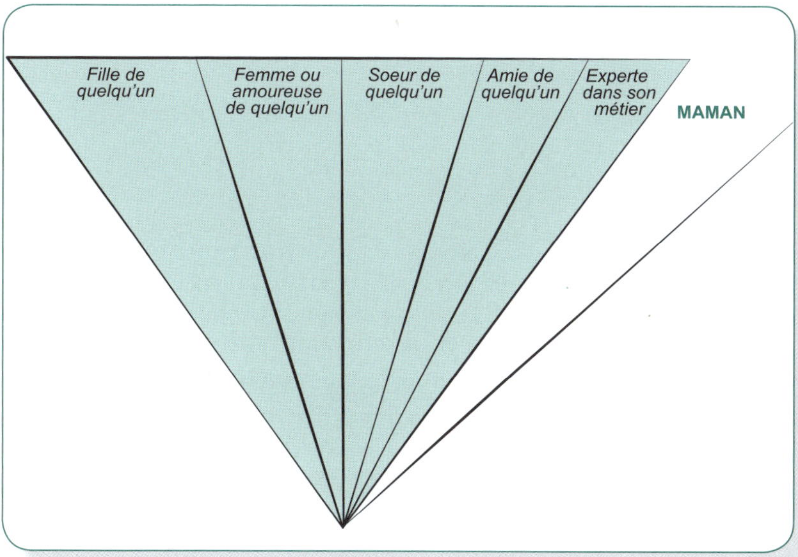

CONSEILS ET ASTUCES : ZOOM SUR LE LÂCHER-PRISE

- La phrase détestée de toutes les femmes infertiles est : « Arrête d'y penser ça viendra comme ça ! »
- Cette phrase est terriblement culpabilisante pour les femmes et surtout mal adaptée à une personne qui suit un traitement en PMA. En effet, comment ne pas y penser en ayant des piqûres, des échographies et des prises de sang quasiment quotidiennement pendant le parcours !
- Le meilleur conseil pour aider une femme confrontée à ce problème est sans doute de lui apprendre à lâcher-prise ! Attention ce terme est bien malheureusement galvaudé, et utilisé ou compris dans le mauvais sens. Lâcher-prise, c'est apprendre à mettre son énergie au bon endroit et au bon moment. Et apprendre à ne pas se battre de manière permanente contre tout. Il y a des moments où il est nécessaire et indispensable de prendre de la distance et de laisser faire. Lâcher-prise en infertilité ne doit pas vouloir dire laisser tomber mon désir d'enfant ! Non, c'est appréhender d'une autre manière son désir d'enfant.

Lâcher-prise : mettre son énergie au bon endroit

- Prenons une image parlante pour vous expliquer ce qu'est le vrai lâcher-prise.
- Avez-vous déjà vu les vagues sur la côte landaise ou basque ? Elles sont souvent énormes puisque ce sont souvent des spots pour le surf. Une des premières choses qui vous est enseignée avant de faire du surf est de gérer les vagues si vous vous faites embarquer.
- Deux possibilités de réagir si une vague vous emporte :
  - *Soit vous essayez de nager à contre-courant pour rejoindre le bord, de garder la tête hors de l'eau. Dans la plupart des cas, vous n'êtes pas assez forte pour faire face, la mer va donc vous embarquer en vous malmenant, et vous finirez loin de la plage et épuisée avec sans doute besoin d'aide en urgence !*

- *Dans l'autre cas, vous vous faites embarquer par la vague mais vous décidez de vous laisser faire. Elle vous emporte, vous faites le dos rond, elle vous secoue plus légèrement et vous ramène sur la plage, sonnée, mais vivante et ayant encore toutes vos forces !*

- **Lâcher prise, c'est parfois accepter l'idée qu'il faut laisser faire certaines choses. Qu'il faut se battre et être totalement disponible lors des traitements et des examens, mais en dehors de cette période, il faut réussir à s'ouvrir au reste de votre vie, afin de se nourrir des autres réussites que cela peut vous apporter.**

- **Plus le temps avance et plus, en général, les patientes infertiles se renferment sur elles-mêmes, en négligeant de donner du temps et de l'énergie pour autre chose que leur désir d'enfant. Il est vrai que le parcours est épuisant, mais le fait d'obtenir d'autres réussites, d'autres satisfactions va permettre de se valoriser, de maintenir l'estime de soi.**

- **Vous êtes nombreuses à penser qu'il est inopportun de se former ou de changer de poste quand on désire un enfant. Mais si vous tombez enceinte, il sera toujours temps de stopper un potentiel changement de poste, ou encore, d'expliquer à votre nouveau ou futur employeur que vous êtes enceinte et d'aviser à ce moment-là !**

- **Imaginons le pire… vous n'arrivez pas à avoir un enfant ! Vous faites donc à ce moment-là, le bilan de votre vie en regardant les différentes parties qui la constituent :**
  - *Vous constatez alors que vous n'avez connu aucune évolution professionnelle depuis longtemps et que peut-être votre job ne vous convient pas ou plus. Vous constatez que vous avez depuis longtemps mis de côté les aspects intimes et « amoureux » de votre couple, et qu'une distance s'est créée entre vous et votre conjoint. Vous constatez également que vous avez pris de la distance avec votre entourage et vos amis, car eux de leur côté ont créé une famille, et que vous ne supportiez pas de voir leur bonheur. Enfin, vous constatez que vous n'avez pas atteint le but que vous vous étiez fixé : avoir un bébé.*

Le tableau que vous allez alors contempler sera une terre en jachère, abandonnée et sans perspective. Évidemment, il sera d'autant plus complexe d'imaginer la suite de votre vie, alors que vous aurez un immense sentiment d'être passée à côté de tout et de n'avoir rien construit.

- *En revanche, si vous n'avez pas d'enfant, mais que vous avez connu des réussites autant professionnelles, que des moments de bonheur petits ou grands, vous pourrez plus facilement imaginer construire la suite de votre histoire, car vous ferez d'un échec une force. Votre vie, dans ce cas-là, ne tiendra pas uniquement sur le fait d'avoir un enfant.*
- *N'oublions pas que l'enfant n'est pas une fin en soi, mais une étape de la vie. Après avoir eu un enfant, nous devons, en tant qu'individu, continuer à grandir, progresser, évoluer et nous avons tout autant besoin d'obtenir des réussites personnelles mêmes petites pour nourrir notre estime de nous-même.*
- *Vous serez fières de dire à quel âge votre enfant à marcher, parler ou qu'il est entré dans une grande école. Mais cette réussite n'est pas la vôtre, mais celle de votre enfant ! Vous y aurez contribué, mais le mérite sera le sien. D'où l'importance de continuer de nourrir sa vie de femme en dehors de son rôle de maman.*

▸ **La vie d'une femme est un peu comme un éventail dans lequel il y a plusieurs facettes : une femme c'est l'amie de quelqu'un, la femme ou l'amoureuse de quelqu'un, c'est la sœur de quelqu'un, c'est une professionnelle, c'est une copine... Un jour elle décide de rajouter un élément à cet éventail : être une maman. Mais en rajoutant cette partie elle n'efface pas le reste ! Elle sera toujours composée des autres paramètres. Ce qui signifie que lorsqu'elle devient mère, elle a besoin de nourrir les autres composants. Ne pas réussir à devenir maman revient à ne pas réussir à ajouter ce pan et non pas à effacer le reste. Vous n'êtes donc pas RIEN !**

6. Que ressentent les hommes dans ce parcours ?

Il est souvent fait mention de la souffrance et des difficultés que rencontrent les femmes pendant le parcours de FIV. Mais il ne faut pas minimiser la part de souffrance des hommes qui vivent pleinement ce parcours, bien souvent comme une épreuve également.

À l'instar des femmes, les hommes vont moins verbaliser leur souffrance, et souvent vont faire preuve de pragmatisme en se raccrochant à des données chiffrées.

Il est bien évident que les hommes ne peuvent très exactement comprendre la souffrance d'une femme en mal d'enfant. Ils n'ont pas d'utérus et d'ovaires et ne connaissent pas la sensation physique que peut générer le désir d'enfant. Mais le désir d'enfant est tout aussi prégnant chez un homme. C'est pour lui aussi une étape essentielle dans sa vie, au même titre que la rencontre de l'autre.

Lorsque le diagnostic tombe et que le mot « infertilité » est prononcé, l'homme n'est pas moins concerné, surtout si la cause d'infertilité est masculine.

Chez les hommes, la paternité devient réelle le jour de la naissance de son enfant. Elle est présente mais virtuelle jusqu'à ce moment. Tout va se dérouler dans le corps de sa conjointe.
Le parcours de PMA est aussi un peu virtuel pour les messieurs, dans le sens où ils ne peuvent subir les traitements même s'ils sont les porteurs du problème. Il leur faut donc vivre cette étape par le biais du ressenti de leur partenaire, qui va leur verbaliser la souffrance physique et psychologique qu'elles ressentent. Ce qui ne rend pas les choses évidentes à comprendre ! Tout en vivant eux-mêmes un bouleversement et un questionnement tout au long du parcours.

Une virilité mise à mal, sans mot pour l'exprimer

Il faut avoir bien conscience que si les soucis viennent du côté de monsieur, sa virilité va être immédiatement touchée par cette nouvelle. Il est à noter que les hommes font souvent le lien entre fertilité et virilité. Évidemment les deux items n'ont pas de liens, mais le raccourci se fait presque instinctivement, et va entraîner chez l'homme un sentiment d'inutilité, de culpabilité et une baisse de sa libido.

L'inutilité : car il a un sentiment de ne servir à rien dans cette étape du couple si essentielle : la reproduction. Il va se comparer à la qualité de son sperme, se sentir sans intérêt et ressentir un sentiment de médiocrité.

La culpabilité : car il demande à sa conjointe de subir des traitements lourds et contraignants pour pallier son problème.

Une baisse de sa libido : car le sentiment d'inutilité et de médiocrité l'amène à perdre cette envie de partager l'intime avec sa partenaire, ne pouvant lui donnant un enfant.

Dans le cas où monsieur n'est pas le principal concerné ou pas concerné par une pathologie, son ressenti est différent, mais pas moins fort. Les hommes viennent lors des consultations avec des interrogations assez pragmatiques, ils sont plus à l'affût des données chiffrées, contrairement aux femmes qui viennent plus avec leurs émotions. L'homme va souvent dans le couple jouer le rôle de celui qui rassure, qui calme, qui est le médiateur avec le praticien. Cela ne veut pas dire que les messieurs ne ressentent rien, mais ils arrivent à mettre de côté l'émotionnel, pour faire montre de leur pragmatisme, afin de trouver des réponses concrètes.

L'homme bien moins que la femme, va verbaliser ce qu'il ressent. Il réservera son ressenti en de rares occasions, préférant donner à sa compagne un visage rassurant et positif.

Il n'est pas rare d'entendre les femmes dire que leur conjoint se fiche de ces traitements et de sa souffrance, mais il n'en est rien. Mais les hommes peuvent plus facilement se détacher de cette souffrance, ne ressentant pas physiquement ce désir. Il est à noter que ce sont souvent les hommes qui parlent d'arrêter les traitements. Non pas par manque de motivation ou d'envie, mais pour ne plus voir souffrir la femme qu'ils aiment, et pouvoir retrouver un semblant de vie calme et sereine comme avant les traitements.

Une mise à nu nouvelle et dérangeante

Enfin, il est important d'avoir en tête que les hommes consultent de manière plus tardive et moins souvent un médecin qu'une femme. Et ils sont rarement soumis à des examens physiologiques. Ce qui va engendrer un état de grand stress et de gêne chez les hommes qui doivent se soumettre à des examens de type spermogramme. Les hommes sont souvent moqués pour leur réticence ou leurs angoisses lors de ce type d'examens, mais rappelons que les femmes ont plus l'habitude de faire des examens gynécologiques et que le spermogramme impose aux hommes de reproduire un acte à connotation sexuelle (masturbation et éjaculation), ce qui n'est pas le cas dans les examens féminins.

Témoignage

Paul, 42 ans :

« Je rêve de jouer un jour avec mon enfant au foot, à la poupée… Je ne suis pas jaloux des papas que je croise, mais j'ai un pincement au cœur en me disant qu'ils ne mesurent pas la chance d'avoir un enfant ! Mon rêve le plus fou, c'est de trouver un nouveau job et de pouvoir offrir à ma femme l'enfant dont elle rêve tant ! Nous serions comblés. Lorsque ma femme est tombée enceinte pour la première fois, j'y croyais tellement et surtout, je dois l'avouer, nous en avions fini des traitements et de ce parcours de fous ! Malheureusement, injustement, la grossesse s'est arrêtée et mon rêve aussi. Je sais comme il a été difficile pour ma femme de faire son deuil, maintenant qu'elle va mieux c'est moi qui lâche, et je dois à mon tour accepter le fait de devoir y retourner. »

CONSEILS ET ASTUCES : L'HOMME, PARTENAIRE DE TOUS LES INSTANTS

▸ **La souffrance de la PMA n'épargne donc aucune des parties du couple. C'est pourquoi l'homme comme la femme doivent apprendre à communiquer entre eux de manière ouverte et sincère. Il faut également que chacun des membres du couple aille évacuer sa souffrance hors du couple (sport, thérapie, échanges avec des amis, etc.) pour revenir vers l'autre plus ouvert et plus prêt à l'écoute. De nombreuses femmes disent que leur conjoint n'est pas impliqué, tandis que les hommes se sentent souvent inutiles. La place de l'homme dans le parcours est essentielle, il faut avant le démarrage des traitements que le couple puisse se parler de ce qu'il peut apporter à l'autre et des attentes de chacun.**

- *Par exemple, vous monsieur, pouvez-vous ou voulez-vous vous charger des piqûres, des médicaments, des choses plus matérielles dans la maison ? C'est par le biais d'un échange et d'une mise au point que le couple trouvera le meilleur fonctionnement possible pour faire face. Il n'y a pas de bonne ou de mauvaise manière de faire, il y a la manière adaptée au couple ! Celle qui va faire en sorte que l'un comme l'autre se sente épaulé, écouté et utile !*
- *Pour pallier la virtualité de la grossesse et le sentiment d'inutilité, vous pouvez très bien au-delà de l'aide matérielle ou « technique » vous créer un lien avec le ou les embryons qui sont déposés dans l'utérus de votre conjointe. Lui parler c'est aussi vous parler à vous-même, mais aussi à votre femme. C'est aborder le sujet sous un prisme plus émotionnel mais détourné. Vous ne dites pas en direct à votre femme certaines choses, mais en parlant à son ventre vous pouvez faire passer certains messages !*
- *Enfin, l'ouverture de l'enveloppe ou du mail des résultats, pourrait se faire à deux. Soit pour aider l'autre à encaisser, soit pour vivre pleinement ce moment de couple !*

La sexualité dans le couple

La PMA ne touche pas que l'émotionnel du couple, mais elle va également ébranler la sexualité de ces derniers. En effet, les examens médicaux, les rapports sexuels programmés, faire l'amour, tout cela les renvoie à leur douleur et leur souffrance de ne pouvoir avoir un enfant.

Témoignages

Jean-Pierre, 29 ans :

« Depuis trois ans on a tout essayé : sur les conseils de notre gynécologue, on s'est mis à faire l'amour un jour sur deux. Bien évidemment il y a des punitions bien plus désagréables… Mais le fait que cela soit obligatoire a fini par rendre les choses insupportables ! Ma femme dit souvent : "Moi non plus cela ne m'amuse pas, mais faut y aller…" Alors là c'est pire que tout, je me bloque ! Les rapports sur commande, rien de mieux pour faire en sorte de vous dégoûter, et de retirer tout caractère érotique à l'affaire ! »

Annie, 32 ans :

« Nous avons tellement fait ça sur commande, enfin nous avons "fait l'amour utile !" ou "baisé utile", que maintenant que nous sommes en traitement de FIV c'est relâche totale. On ne se touche même plus. De toute façon, il n'y a pas d'envie ni d'un côté ni de l'autre. »

Du côté des femmes ce changement de désir va être lié à plusieurs facteurs. Elles se sentent moins femme, elles en arrivent à penser qu'elles ne peuvent plus être désirées et désirables. La mise à nu de leur corps comme « objet » médical et d'étude et non plus comme un « objet » sexuel et intime, va progressivement les couper de leur plaisir. De plus, faire l'amour les renvoie à l'échec du bébé « naturel » et donc à leur incapacité à tomber enceinte. Faire l'amour devient alors inutile ou douloureux !

Dans le cas d'une infertilité masculine, les hommes peuvent également souffrir de symptômes dépressifs, mais c'est la culpabilité et le sentiment de la perte de virilité qui prennent souvent le pas. Cette phrase, « Je ne sers plus à rien », est d'ailleurs un marqueur fort du ressenti des hommes, qui ne peuvent permettre à leur compagne de devenir mère. Ils sont donc la cause du problème et à ce titre moins, voire plus désirables.

Les couples vivent la prise en charge comme une négation de leur relation amoureuse

Ils ont le sentiment que **leur personnalité n'est réduite qu'à la qualité de leurs gamètes et à l'efficacité de leurs organes sexuels.** Les couples notent que l'acte sexuel devient moins plaisant et même parfois douloureux psychologiquement, puisque lié inconsciemment au seul objectif de reproduction. Les non-dits au sein du couple, qui servent à protéger l'un et l'autre du ressenti et de la douleur des partenaires, ainsi que la culpabilité naissante, peuvent à la longue amener une détérioration ou une absence des relations sexuelles.

Dans certains cas cette absence de libido amène même certains couples à trouver des solutions alternatives, des palliatifs hors du couple.

Témoignage

Sabrina, 37 ans :

« J'ai un peu honte de l'avouer, mais ma libido est presque inexistante depuis que nous essayons de faire un enfant. La mise à nu à laquelle j'ai été soumise par le corps médical m'a fait perdre toute envie de me retrouver dans un contexte "érotique" avec mon conjoint. Mon corps s'est petit à petit résumé à mon utérus, pas dans l'idée du plaisir, mais uniquement un corps utile pour faire un bébé… Alors le jour où un autre homme m'a regardée et a eu envie de me séduire… Cette libido perdue a soudain refait surface… Mais j'aime mon mari ! Et j'ai honte de prendre du plaisir avec un autre ! »

Témoignage

Laurent, 35 ans :

« Être un homme infertile c'est un peu humiliant. Je ne sers à rien ! Et franchement ma virilité en a pris un coup. Alors c'est vrai que retrouver le plaisir et voir le désir dans les yeux d'une autre femme a été une thérapie pour moi... »

Sabrina et Laurent ne sont pas des cas isolés. En effet, c'est presque le cas d'une personne infertile sur quatre, qui à un moment ou l'autre du parcours, va aller chercher hors de son couple un nouvel élan sexuel. Évidemment, vous pouvez trouver ces propos « choquants », mais il est important de les remettre dans un contexte plus global et surtout de prendre en compte une donnée essentielle : l'infertilité.

La réassurance par les relations extraconjugales

C'est donc dans ce contexte que nous pouvons constater que certains patients vont entretenir des relations extraconjugales lors du parcours en PMA ou à l'issue de parcours et de maternité longs et complexes. Ces relations, entretenues dans un but de réassurance, concernent autant les hommes que les femmes.

Les patients expliquent très bien que leur féminité ou virilité étant mise à mal, la rencontre d'un autre qui les voit comme un objet de désir, sans attendre d'eux un engagement via la maternité ou la paternité, leur permet de renouer avec leur part de féminin ou de masculin, et donc de retrouver confiance dans leur corps et leur pouvoir d'attirance.

Pour les femmes, cette rencontre d'un autre qui ne les connaît pas dans leur histoire douloureuse liée à l'infertilité ; qui les désire avec ce corps qui parfois est en souffrance à la suite des traitements – notamment modifié par la prise de poids liée aux hormones –, est une manière de **retrouver sa féminité et de renouveler un désir et une libido en berne.**

Pour les hommes, il en est de même dans la réassurance de leur virilité. Nombre d'hommes associent **leur virilité au fait de pouvoir procréer,** autant qu'au bon fonctionnement de leurs organes génitaux. Ainsi, en sentant le désir d'une personne extérieure à leur vie de couple, ils réinvestissent leur rôle d'homme !

Une relation parfois virtuelle

Ces relations extraconjugales ne se résument pas toujours à une relation physique. Il est important de préciser qu'avec les différents moyens de communiquer aujourd'hui, ces relations peuvent être de différents ordres, et parfois n'être qu'une relation virtuelle. Cette relation virtuelle permet un échange avec une personne extérieure au couple, sans interaction physique. L'intérêt est de sentir le désir de l'autre, au travers de ses propos, sans qu'il y ait intimité physique. Pour un certain nombre de patients, cette simple relation suffit, elle comble un manque émotionnel et intime, mais sans pour autant qu'il y ait transgression.

Il est important de noter que lors des entretiens thérapeutiques où les couples se livrent sur ces relations extraconjugales (physique ou non), il est toujours fait mention de beaucoup de culpabilité de la part du membre du couple qui vit cette situation. Car le désir n'est pas de changer de partenaire ou de faire un enfant ailleurs ; mais bien de réinvestir son féminin ou son masculin. Ces relations peuvent permettre aux couples de redécouvrir le plaisir de la sexualité sans le poids de la maternité, et donc de ramener dans le couple infertile l'intérêt d'une sexualité purement liée au plaisir. Ces relations extraconjugales peuvent donc permettre aux couples infertiles de se retrouver comme homme et femme, et pas uniquement comme de futurs parents ou comme un couple ne se définissant que comme infertile.

CONSEILS ET ASTUCES :
QUE DIRE À UN COUPLE QUI TRAVERSE CETTE SITUATION ?

- Chaque fois que je suis confrontée à la situation d'un couple qui a connu l'infidélité, mon premier travail est d'accueillir le récit du patient, afin de bien en comprendre le cheminement. Il est évident qu'il faut bien s'assurer que l'infidélité de ce couple n'est pas liée à d'autres facteurs que celui de la perte de féminité ou virilité. Il est essentiel d'écarter les questions qui pourraient marquer un dysfonctionnement amoureux ou relationnel au sein du couple. Si cette infidélité s'avère donc liée à son statut de personne infertile, il faut alors rassurer le patient en lui expliquant le processus qui se joue de manière inconsciente dans cette infidélité, le « Pourquoi cela m'arrive ? » et « Qu'est-ce que je cherche à combler dans cette autre relation ? ».

Plusieurs conseils sont alors à apporter au membre du couple qui entretient une relation extraconjugale.

- La plupart des patients n'ayant aucune envie de se séparer de leur partenaire, il est donc important de leur proposer de travailler ensemble à la reconstruction de leur couple. C'est-à-dire leur proposer d'échanger ensemble lors d'une séance sur les manques et le ressenti de chacun, concernant leur intimité et leur sexualité. Il est évidemment important afin de préserver le couple, de ne pas faire mention de cet écart extraconjugal, qui finalement n'est que le révélateur d'un dysfonctionnement, et pas le désir de construire avec un ou une autre. Lors de cet échange, chacun marquera ses attentes, et c'est de ces attentes que je pourrai proposer une feuille de route sur les étapes pour retrouver cette harmonie. Par exemple, le couple peut faire état de son manque d'intimité physique. Dans ce cas, il peut être proposé aux partenaires de se privilégier du temps à deux, au moins une fois par semaine, afin de recréer une intimité.

CONSEILS ET ASTUCES : SE RAPPROCHER POUR RECRÉER L'INTIMITÉ DANS LE COUPLE

▸ **Attention : l'intimité du couple n'est pas forcément la sexualité. Avant cette étape de la sexualité, il faut reconstruire la complicité, l'intimité des corps.**

Comment faire pour retrouver l'intimité du corps et de l'esprit ?

- *Par exemple, trouvez des moments à deux, où le temps ne compte pas et le calme est de rigueur, où l'on va se fixer comme objectif de redécouvrir le corps de l'autre. En se faisant une séance de massage, en prenant un bain à deux, en se câlinant, etc. Moins le couple a de relations intimes, et plus être intime envers l'autre devient complexe car une certaine gêne s'installe et les gestes les plus simples deviennent plus difficiles à faire à l'égard de l'autre.*
- *Le couple peut également en parallèle, se créer des moments de redécouverte ou de découverte de l'univers de l'autre.*
- *Par exemple, chacun des membres du couple doit tour à tour proposer une sortie qui lui tient à cœur, afin d'emmener son partenaire à partager sa passion, ses envies, etc.*
- *Notons que lors de ces moments de couple, l'infertilité ou le désir d'enfant n'ont pas leur place. Il est interdit d'aborder ces sujets. Pourquoi ? Car ces moments d'intimité doivent réactiver la libido en créant de nouvelles images de son partenaire, en dehors de l'aspect médical ou procréatif.*
- *L'essentiel est de reprendre contact aussi bien intellectuellement que physiquement, de manière progressive, afin que le couple reparte sur des bases solides.*
- *Ces échanges de couple doivent en effet permettre de remettre à niveau les deux compagnons. C'est-à-dire que chacun comprenne là où en est l'autre de ses peurs, ses ressentis, ses attentes, etc.*
- *Si l'un des deux partenaires ne souhaite pas participer à ces séances, ce qui évidemment complexifie la tâche, le travail se fera avec le partenaire présent, qui devra seul être moteur dans la reconstruction de la relation.*

7. Vivre son infertilité face au monde qui nous entoure

> « Ne laissez pas les blessures vous transformer en quelqu'un que vous n'êtes pas. »
> Paulo Coelho

Le ressenti des couples infertiles est souvent une grande solitude face à leur problème, un sentiment d'être hors-norme, qui produit une mise à l'écart de la société. En effet, pour être « dans la norme », il est de rigueur d'être marié ou en couple afin de construire une famille. Rapidement après que les couples se sont formés, les questions sur leur désir d'enfant affluent !

« Alors quand allez-vous faire un petit ? C'est pour quand le petit-fils ou la petite-fille ? »

Mais lorsque l'enfant se fait attendre, les questions deviennent présentes, voire insistantes, sans pour autant que la question de la fertilité vienne à l'esprit des personnes qui interpellent le couple. Ces questions sont ressenties par le couple comme une intrusion malsaine et douloureuse. Rajoutant à la difficulté de faire face à l'ennemi invisible, l'infertilité.

Le monde du silence et du mensonge

Souvent les couples préfèrent garder le silence face à toutes ses interrogations, et le mensonge vient souvent pallier la difficulté à dire la vérité toute crue. Les réponses sont d'ailleurs assez stéréotypées : « Ce n'est pas le moment pour nous d'avoir un enfant ! Bien sûr nous en avons envie, mais il n'y a pas d'urgence nous profitons un peu avant... »

Témoignage

Philippe, 44 ans :

« C'est difficile d'aborder le sujet de la PMA. Les questions vont se poser : qui a un souci, pourquoi vous êtes dans tel centre ou pourquoi tel médecin... Nous n'avons pas envie d'être catalogués, d'avoir une étiquette sur le dos. Du coup nous ne disons trop rien. Alors cela devient compliqué car nous devons mentir en permanence. Cela ne crée pas une relation de confiance avec nos proches. Et puis parfois c'est trop lourd, alors je me confie à un ami, mais je vois bien la gêne, le désarroi... Il ne sait plus comment me parler et parfois il pense à ma place : "Je ne t'ai pas invité car il y avait les Martin avec leurs enfants, je me suis dit que tu ne voudrais pas voir des enfants !" Merci mais pourquoi décider à ma place ? C'est une manière de me protéger, mais cela m'exclut et c'est dur ! »

Malheureusement, quand les années passent et que l'enfant n'est toujours pas là, il arrive que les questions se fassent plus rares, sans doute car l'entourage a été informé ou a compris sans même le demander qu'il y avait une difficulté concernant ce sujet. Pour les couples infertiles, ce silence autour du sujet est parfois pire qu'une question maladroite, car elle marque un sentiment de gêne palpable mais non discuté.

La grande question des personnes en PMA est : « Dois-je le dire à mon entourage ? À qui puis-je me confier ? Comment aborder le sujet ? Et si je le dis et que les personnes ne réagissent pas comme je pourrais le souhaiter ? »

Il faut aussi avoir à l'esprit qu'être dans l'attente d'un enfant, c'est vivre dans un monde où l'enfant est partout présent. Je m'explique : Nous l'avons noté plus haut, quand vous êtes infertiles, votre esprit se focalise inconsciemment sur tout ce qui touche à l'enfant. Vous allez plus facilement repérer une femme enceinte, une poussette, être sensible aux cris d'un bébé.

Certains événements de la vie vont également vous renvoyer à votre situation et encore une fois marquer votre anormalité par rapport aux autres familles.

Quand les moments festifs deviennent insupportables

Prenons l'exemple de Noël, la fête des enfants, de la famille, mais surtout celle des enfants ! Quand vous n'arrivez pas à en avoir, cette fête devient donc un moment très douloureux, car elle vous renvoie à votre échec. Cette période si festive devient une période tant redoutée et détestée pour majorité de couple. Le Nouvel An n'est guère plus propice. C'est la période des vœux. On fait le bilan de l'année qui se termine et le constat que cette année encore, il n'y a pas eu de bébé !

Témoignage

Jeanne, 34 ans :

« Depuis que nous essayons de faire un bébé, chaque Nouvel An avec mon mari nous nous souhaitons la même chose : que nous soyons parents au prochain Noël ! Mais lorsque les autres nous souhaitent une bonne année, il arrive parfois qu'ils nous disent cette phrase affreuse : "Bon vous savez ce que l'on vous souhaite... on ne vous dit pas le mot, mais vous avez compris !" Cette phrase je l'ai en horreur. C'est donc devenu tabou de dire BÉBÉ ! Nous ne sommes pas des lépreux, on peut nous parler normalement ; nous ménager, oui, nous infantiliser, non ! »

Évidemment, ne parlons pas de la fête des mères qui est également une souffrance pour les couples en mal d'enfant.

Quand la vie quotidienne vous met face à votre souffrance

Il est compliqué pour un couple infertile de vivre dans un monde fait pour les familles, mais il est impossible de vivre comme si ces familles et ces enfants n'existaient pas ! Petite anecdote, pour mieux prendre conscience de cette difficulté. Tous les couples vont de temps en temps acheter un meuble, ou autres accessoires, chez Ikea®. Ce magasin propose des raccourcis afin de vous faire éviter les endroits qui ne vous intéressent pas et donc de gagner du temps. Alors regardez bien à votre prochaine visite là-bas, le seul endroit qu'on ne peut contourner est le rayon des chambres et accessoires d'enfants ! Imaginez pour une femme dans le désespoir car elle n'arrive pas à tomber enceinte, la difficulté d'être confrontée à cet endroit, dans lequel vous croiserez tout ce qui est insupportable pour une femme infertile : des accessoires en tout genre (chaise, petites tables, cuillères, etc.), des jouets, mais aussi et surtout des femmes enceintes et des enfants qui jouent dans cet espace ! Alors que faire : ne plus acheter de meubles ?

Et dans ma vie professionnelle, je fais comment ?

Dans le monde professionnel, les choses sont un peu différentes. N'oubliez pas que dans ce cadre, l'affectif n'est pas toujours le bienvenu, et que parfois les choses que vous confiez peuvent se retourner contre vous. De surcroît, dire qu'on est en PMA c'est annoncer une potentielle grossesse à venir, ce qui pour nombre d'employeurs peut rapidement devenir un problème !

Il faut malgré tout jongler avec son emploi du temps de manière quotidienne lors des traitements.

Là non plus, il n'y a pas de règles ! Il faut être attentif à ce qui se passe dans l'équipe où vous travaillez. Partagez avec ceux qui sont des alliés de toujours, mais peut-être ne pas en faire état auprès de tout le monde. Il peut être fait mention à votre employeur de soucis médicaux, afin de couvrir vos horaires décalés ou absences. Votre employeur n'a pas besoin d'en connaître les détails, il n'est pas votre ami. Mais il s'agit de rester correct vis-à-vis de lui et de l'organisation du temps de travail.

Le travail peut aussi être un refuge, un espace où vous pouvez être un autre vous-même qui n'est pas catalogué ou défini comme infertile, mais plutôt par vos qualités et compétences professionnelles. Cela peut donc être un lieu où l'on se révèle d'une autre façon et où l'on peut, le temps de quelques heures, mettre de côté son infertilité.

Vivre dans un monde sans enfant ?

Difficile à moins de partir sur une île déserte, de vivre dans un monde sans vous confronter aux poussettes, aux bébés, etc. Souvent vous préférez refuser de passer la porte d'une boutique pour enfants, d'aller dans un parc ou de voir des amis qui ont des enfants. D'abord parce que la souffrance est grande, mais vous vous dites souvent que vous n'y avez pas le droit, vous vous l'interdisez !

Mesdames, il faut se réconcilier avec cette partie de la vie. Bien sûr, étape par étape, mais ne pas faire du bébé un ennemi. Il ne vient pas mais c'est peut-être temporaire.
Lorsque cela est insupportable, ne vous forcez pas, mais lorsque vous vous sentez mieux ou plus fortes, alors essayez de vous confronter au monde avec enfants pour le réapprécier, pour mieux le supporter et pour vous y autoriser aussi.

CONSEILS ET ASTUCES : MES PROCHES AMIS OU ENNEMIS ?

- Il n'y a pas de dogme ni de règles particulières. Il n'est pas nécessaire de le dire à tout le monde ou de le taire. Il faut choisir à qui le dire et comment le dire.
- Il faut juste être attentif à vos amis, vous les connaissez et vous savez souvent d'avance comment ils vont réagir. Et puis il y a le moment, il s'agit de bien le choisir. C'est une nouvelle compliquée à partager, il faut le faire plutôt dans un moment d'intimité et de calme. Un moment où il y a du temps pour que, si nécessaire, vos amis puissent poser des questions.

Définir les règles du jeu pour que tout le monde y gagne !

- Il y a aussi un paramètre essentiel : dites à vos amis ce que vous attendez d'eux. En effet, vous allez vous retrouver face à deux cas de figure :
  - *soit les proches vont se sentir investis d'une mission, et vouloir tout savoir, tout comprendre et être présents à chaque étape. Parfois ils en deviennent même intrusifs et collants. Ils ont juste envie de « bien » faire, d'être là ! Et c'est alors compliqué pour vous de leur dire stop, car cela pourrait mettre fin à votre relation ou jeter un froid entre vous.*
  - *soit vous allez faire face à des proches qui vont encaisser la nouvelle et ne pas savoir qu'en faire ni surtout comment faire ! Du coup ils vont éviter le sujet, le contourner, ne l'aborder qu'en de rares occasions et de manière plus que maladroite !*
- Dans les deux cas, cela ne vous conviendra sans doute pas. Alors pour éviter tout écueil, lorsque vous décidez de partager votre histoire avec un proche, il faut que vous lui donniez les règles du jeu en même temps. Il faut lui dire ce que vous attendez de lui. Par exemple vous pouvez lui dire : « Voilà, j'avais besoin de partager avec toi, après je n'attends pas de toi de solutions miracles,

il n'en existe pas ! Mais juste de pouvoir parfois, quand le besoin s'en fait sentir, de partager, d'être écouté(e). Et le plus souvent, c'est moi qui viendrai vers toi quand j'aurai besoin. »

- **Lorsque vous donnez les règles du jeu à quelqu'un, il est plus facile pour lui d'agir et de ne pas faire d'impair !**
- **Après, si les proches sont trop intrusifs ou trop absents, c'est alors plus simple de leur faire une remarque puisque, dès le départ, ils savaient quel était votre besoin.**

CONSEILS ET ASTUCES : PETIT GUIDE À L'USAGE DES PROCHES

- **Mesdames et messieurs, vous qui entourez des personnes en souffrance car l'enfant n'arrive pas, sachez que certains mots rassurent et d'autres sont comme des coups de couteau. Je vous invite donc à lire ces quelques lignes et écouter ces quelques conseils. Que ne faut-il pas dire à un couple infertile ? Même si vos propos se veulent bienveillants, ils peuvent être perçus de toute autre manière :**

  Vous dites : *« N'y pense pas sans cesse, laisse aller. »*
  Le ressenti : *« Comment je fais pour ne pas y penser, j'ai des traitements et des examens à longueur de temps ?! »*

  Vous dites : *« Ce n'est pas grave, ça fonctionnera la prochaine fois ! »*
  Le ressenti : *« Tu es voyante, tu peux me le jurer, toi, que ça va fonctionner la prochaine fois ?! »*

  Vous dites : *« Vous avez de la chance, moi j'ai des enfants et entre les maladies, les nounous et le reste, on n'a plus de vie. »*

Le ressenti : *« Moi je rêve de ne plus avoir de vie, ce n'est pas une raison, même si c'est dur, je VEUX DES ENFANTS ! »*

Vous dites : *« Ma pauvre, c'est vraiment difficile pour vous ! »*
Le ressenti : *« Ma pauvre ! Mais elle me prend pour une pauvre fille, je lui fais pitié, voilà l'image qu'elle a de moi. »*

Vous dites : *« Moi j'ai une copine, eh bien c'est quand elle a voulu adopter qu'elle est tombée enceinte. »*
Le ressenti : *« Des histoires comme ça, tout le monde en connaît une, ce n'est pas pour cela que ça va m'arriver. »*

Vous dites : *« En même temps, ce n'est pas ta faute, c'est lui le problème ! »*
Le ressenti : *« Ben voyons, faut peut-être que je change de partenaire, manquait plus que ça. C'est avec lui que je veux faire un enfant ! »*

- **Toutes ces petites phrases n'ont rien de méchant, mais elles sont violentes pour quelqu'un qui aspire à avoir un enfant. Certes vous essayez de compatir ou de consoler, mais pour être juste avec l'attente de ceux que vous voulez aider, écoutez-les, reprenez leurs mots pour qu'ils soient justes, ne leur faites pas ressentir une forme de pitié qui est humiliante. Si vous n'avez pas vécu la même chose, il est difficile de comprendre exactement mais ce n'est pas grave, demandez à vos amis infertiles ce qu'ils attendent de vous et comment vous pouvez les aider.**
- **La personne qui vous livre sa souffrance a souvent juste besoin d'être écoutée sans recette miracle à la clef, sans commentaire. L'écoute est un moment précieux et rare, alors offrez cela à vos proches !**

à retenir

Une loi pour s'organiser :

Une loi récente vous autorise à vous absenter de votre travail, pour les actes médicaux nécessaires à la réalisation de la PMA : il peut s'agir des consultations médicales avec le gynécologue, le biologiste, l'anesthésiste, et bien entendu des actes techniques (échographies de monitorage de l'ovulation, prises de sang, insémination intra-utérine, prélèvement ovocytaire, transfert d'embryon).

Comme pendant la grossesse, ces consultations n'entraînent aucune diminution de la rémunération et sont assimilées à une période de travail effectif.

Cette disposition facilite grandement votre vie dans le monde professionnel quand on est salarié.

Mais, revers de la médaille, ceci vous oblige à informer votre supérieur hiérarchique ou la Direction des Ressources Humaines, et à lui dévoiler en partie des informations sur votre état de santé : on peut comprendre la réticence de certaines à le faire.

Cette loi s'applique également à votre conjoint, qui doit s'absenter de son travail pour les rendez-vous médicaux ou les actes de PMA : consultations, spermogrammes, transfert d'embryon (la présence du conjoint étant obligatoire lorsqu'il s'agit d'un transfert d'embryon congelé).

Contrairement à la salariée qui n'a pas de limitation du nombre d'absences dans son parcours, le conjoint n'a le droit qu'à trois absences pour chaque « protocole du parcours de PMA ».

Un certificat médical sera demandé par l'employeur et établi par le médecin, qui fera référence à une absence obligatoire en rapport avec l'article L1225-16 du Code du travail, sans donner plus de détails.

L'interprétation de la loi pouvant être différente selon que l'on est employeur ou employé, une jurisprudence viendra sans doute préciser les zones d'ombre du texte. En cas d'échec d'une première tentative, par exemple, le « compteur d'absence » est-il remis à zéro ?

Il s'agit néanmoins d'une avancée importante, pour faciliter un parcours encore trop souvent semé d'embûches.

La loi n° 2016-41 du 26 janvier 2016 dans son article L1225-16.

« Le matin, quand tu te réveilles et que ça ne va pas fort, cherche la petite lumière qui éclairera ta journée : un café pris avec une amie, une balade, quelques pages d'un bon livre, un instant de musique… Si tu ne la trouves pas, invente-la. »

Janine Boissard

Exercice pour apprendre à se reconnecter au plaisir

- Vous avez lu cette jolie citation de Janine Boissard… et si vous en faisiez de même ?
- Il vous faut un petit carnet et 15 minutes par jour !
- Chaque jour, vous allez prendre 15 minutes et faire une chose qui vous fait du bien. C'est un vrai moment qui vous est dédié ! Par exemple : buvez une boisson que vous aimez en vous concentrant sur sa saveur, mangez un aliment que vous aimez en le dégustant, écoutez une chanson que vous appréciez et plus que d'habitude, écoutez-la totalement dans son détail, parlez à quelqu'un qui vous fait du bien, etc.
- Après ce moment, écrivez sur votre cahier ce que vous avez fait et ce que vous avez ressenti !
- L'idée est de se créer un petit panel de choses qui vous nourrissent humainement et qui vous font du bien ! De renouer avec vos propres besoins et de vous habituer à vous occuper de vous quotidiennement.
- Vous êtes votre meilleure maman ! Et vous devez prendre soin de vous pour être bien, mais aussi pour être disponible aux autres sans frustration.
- Il n'est pas interdit de faire plus de 15 minutes, mais conseillé de débuter de cette manière afin de prendre une habitude. Il faut parfois se forcer à faire une chose afin d'en déterminer l'intérêt, puis d'en sentir le besoin !

5

Devenir parents autrement

> *« Lorsqu'une porte du bonheur se ferme, une autre s'ouvre ; mais parfois on observe si longtemps celle qui est fermée qu'on ne voit pas celle qui vient de s'ouvrir à nous. »*
>
> *Helen Keller*

Quand faire un enfant avec ses propres gamètes n'est pas possible, il reste encore des options pour mener à terme son projet parental. Nous allons regarder les différentes raisons qui amènent à ces possibilités que sont : le don d'ovocytes, le don de sperme, l'adoption ou encore accepter de vivre sans enfant. Il faut que le couple fasse un chemin pour accepter ces options. En effet, ces possibilités sont des choix souvent complexes, car faire un enfant avec ses propres gamètes avec une aide médicale est toujours plus évident que de faire un enfant avec les cellules de donneurs par exemple. Il faut comprendre les techniques, mais surtout s'attarder sur les aspects psychologiques de ces questions.

En effet, les techniques sont fiables et éprouvées, mais l'être humain n'évolue pas aussi vite que ces techniques et il a besoin de temps pour maturer et cheminer. Il est donc essentiel dans ces choix de s'appesantir sur vous et vos ressentis, et d'apprendre à vous écouter.

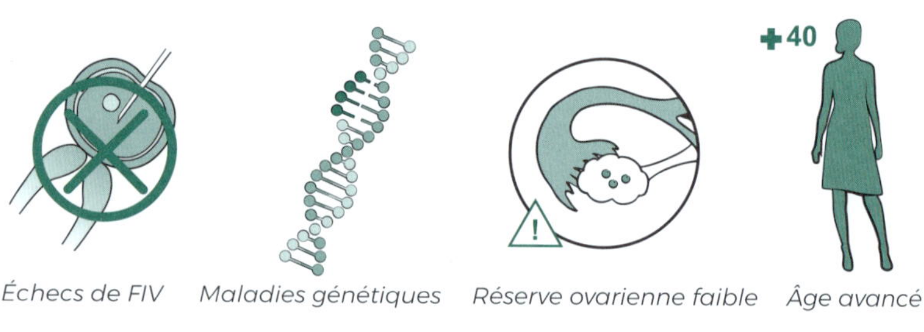
+40
Échecs de FIV
Maladies génétiques
Réserve ovarienne faible
Âge avancé

1. Le don d'ovocytes[2]

C'est quoi le don d'ovocytes ?

Un don d'ovocytes est un traitement de fertilité auquel les femmes peuvent avoir recours pour tomber enceintes quand elles se voient dans l'impossibilité d'utiliser leurs propres ovocytes. Il s'agit d'une fécondation in vitro (FIV) où des ovocytes provenant d'une donneuse sont fécondés à la place de ceux de la patiente. Les embryons obtenus en laboratoire sont ensuite transférés à l'utérus de la receveuse.

Dans quels cas puis-je bénéficier d'un don d'ovocytes ?

Les principales raisons pour lesquelles une femme peut bénéficier d'une FIV-DO (FIV avec don d'ovocytes) sont les suivantes :

Échecs de FIV avec ses propres ovules

Une mauvaise réponse à la stimulation ovarienne, la mauvaise qualité des ovules et/ou des embryons, l'échec de la fécondation, de la nidation, ainsi que des fausses couches à répétition sont les principales raisons qui peuvent empêcher un traitement de FIV classique d'aboutir.

Réserve ovarienne basse ou absence d'ovules

La quantité et/ou qualité des ovocytes n'est pas suffisante pour permettre à la grossesse de se produire et que les embryons se développent correctement. Cela peut être dû à une insuffisance ovarienne, une ménopause précoce ou une ménopause. Parfois, il s'agit d'un traitement médical ou d'une chirurgie qui a privé la femme de ses ovocytes.

2. Source : www.dondovocytes.fr

« Il n'y a aucune recette pour devenir une mère parfaite, mais il y a mille et une façons d'être une bonne mère. »

Jill Churchill

Maladie génétique

Les femmes qui présentent un risque élevé de transmettre une maladie héréditaire à leur descendance peuvent l'éviter en utilisant les ovules d'une donneuse, en particulier si cette maladie ne peut pas être détectée grâce à un diagnostic préimplantatoire*(DPI).

à retenir

*En France, la femme doit avoir **moins de 43 ans** pour en bénéficier. Mais notez que l'attente étant aujourd'hui d'environ 3 ans, les femmes ne sont plus mises sur liste d'attente dès l'âge de 38 ans. Ce qui, dans ces conditions, les oblige à bénéficier d'un don à l'étranger.*

- *En Espagne, la loi ne marque pas de limite, mais les cliniques choisissent en général de ne pas recevoir de patientes de plus de 50 ans.*
- *En Belgique, une femme peut recevoir un don d'ovocytes jusqu'au jour de ses 47 ans, si elle a commencé les démarches avant 45 ans.*

Il faut donc bien se renseigner sur les conditions du pays et du centre choisi pour réaliser le traitement.

Que se passe-t-il du côté des donneuses ?

Comment sont-elles choisies ?

Toutes les donneuses d'ovules ont obligatoirement réalisé une série de tests médicaux qui garantissent qu'elles sont fertiles, en passant une évaluation gynécologique complète. Elles subiront également des tests permettant de vérifier que la donneuse n'est pas atteinte de maladies infectieuses et génétiques. De plus, elles doivent passer une évaluation psychologique pour garantir leur santé mentale, ainsi qu'une vérification de leurs antécédents familiaux.

Que doit faire la donneuse ?

Après avoir donné son accord, elle suit un traitement de stimulation ovarienne par injections d'hormones, chaque jour pendant un mois environ. Simultanément, elle doit se soumettre à une surveillance étroite avec échographie et prise de sang quotidiennes pendant quelques jours. De son côté, la receveuse prend un traitement hormonal sous forme de comprimés, afin de préparer la muqueuse de son utérus à la nidation de l'embryon.

à retenir

Qui peut donner ses ovocytes en France ? Que dit la loi ?

En France, la loi impose que le don d'ovocytes soit anonyme : la femme qui reçoit les ovules ne peut pas connaître l'identité de sa donneuse. Le respect de l'anonymat ne permet pas de bénéficier d'un don intrafamilial. Il est impossible de recevoir les ovules d'une personne proche, par exemple d'une sœur ou d'une amie, en France.

*Le don est également **gratuit** et sans contrepartie. Les femmes ne seront pas rémunérées, mais bénéficient d'un défraiement pour les frais engagés.*

*Il est aussi **volontaire**, il doit être réalisé librement, sans pression et la donneuse doit être informée des modalités de prise en charge.*

Les donneuses doivent être majeures, âgées de moins de 37 ans, et être en bonne santé.

Comment choisit-on une donneuse pour une receveuse ?

Pour s'assurer de l'anonymat, c'est la clinique de procréation assistée elle-même (ou les CECOS, dans le cas de la France) qui sélectionne la donneuse adaptée à chaque patiente, à partir des caractéristiques physiques de la receveuse (ethnie, couleur de la peau, couleur des yeux, couleur des cheveux, taille, etc.), groupe sanguin et système Rhésus. Il s'agit de garantir au maximum la ressemblance physique. Pour évaluer les affinités entre la donneuse et le couple receveur, il est aussi possible de réaliser un test de compatibilité génétique.

Quels examens pour le couple qui va bénéficier du don ?

Les deux conjoints devront eux aussi faire des tests sanguins pour éliminer une possible maladie infectieuse (hépatites B et C, cytomégalovirus, sida, syphilis). La femme bénéficiera en plus d'un examen clinique complet pour étudier notamment la qualité de son endomètre. Quant à son conjoint, il devra faire un spermogramme pour évaluer le nombre, la qualité et la mobilité de ses spermatozoïdes.

Comment se déroule le don d'ovocytes ?

Le passage par la fécondation in vitro est obligatoire. Dans le cadre d'une FIV classique, le médecin ponctionne tous les ovocytes possibles directement sur les ovaires de la donneuse, sous anesthésie. Pour un don, les ovocytes matures sont aussitôt fécondés en laboratoire, avec le sperme du conjoint de la receveuse. Deux ou trois jours plus tard, un ou deux embryons sont replacés dans l'utérus de la receveuse. S'il reste d'autres embryons, ils sont congelés. Le couple pourra les réutiliser quand il le souhaitera dans un délai de cinq ans.

Les questions qui se posent face au choix du don d'ovocytes

Nombreuses sont les questions qui découlent du choix de faire appel à un don d'ovocytes. Les questions les plus récurrentes sont :

- *Vais-je l'aimer même s'il ne me ressemble pas ?*
- *Est-il génétiquement de moi ?*
- *Saurai-je le considérer comme mon propre enfant ?*
- *Comment l'enfant va réagir à la découverte de ce don ?*
- *Dois-je lui dire ou pas ?*

Témoignage

Laurence, 45 ans :

« Mon petit garçon est en maternelle et lors du rendez-vous médical scolaire, le médecin m'a demandé quels étaient les antécédents familiaux. À cette question, j'ai répondu : "Je ne sais pas, je ne suis pas sa mère !" Évidemment que je suis sa mère, évidemment que je l'ai porté neuf mois... mais ne lui ayant jamais rien dit sur cette question, et d'ailleurs ayant eu peur de mon propre choix, j'ai soudainement perdu pied ! Mon fils m'a dit : "Mais tu es ma maman, je le sais car j'ai vu des photos de toi avec moi dans ton ventre !" Je me suis posé beaucoup de questions, et j'ai compris que j'avais fait ce choix par amour, mais sans vraiment prendre le temps d'y réfléchir. Heureusement, après un long échange avec mon fils, les choses se sont apaisées et je lui ai raconté. Si je devais choisir aujourd'hui, bien sûr je choisirais à nouveau le don d'ovocytes. Mais je m'y prendrais autrement, pour être prête avant ma grossesse ! »

Les questions que l'on se pose sur ce thème sont tout d'abord extrêmement saines et nécessaires pour faire un choix. **La FIV avec don d'ovocytes est une possibilité pour avoir un enfant, mais pas une obligation de parcours. En effet, même si votre désir d'enfant est important, ce choix ne correspond peut-être pas à vos envies.**

Il est donc essentiel de s'interroger à titre personnel et au titre du couple. Il est souvent plus simple pour un homme d'accepter le don d'ovocytes que pour les femmes, puisque l'homme, lui, va avoir un caractère génétique commun avec l'enfant à venir, ce qui n'est pas le cas de la femme...

« Chaque parent vient au monde en même temps que son premier enfant. »
Ernst Kromer

à retenir

Un choix pour toute la vie : appréhender le don d'ovocytes

Personne ne peut vous dire ce qui est bon pour vous et faire ce choix à votre place !

Mais il faut avoir en tête quelques éléments pour faire votre choix.

Notamment, ayez à l'esprit que l'ovocyte est une cellule. C'est juste une cellule et pas un bébé dont vous allez bénéficier. Cette cellule va évoluer, grandir, prendre racine en vous ! C'est vous qui allez faire « le job » pour que bébé arrive.

De surcroît, notez que certes, génétiquement ce bébé n'aura pas de concordance, mais qu'il existe un échange intra-utérin entre bébé et vous, à la fois physiologique et d'ordre émotionnel.

L'échange physiologique est celui de toute mère avec son bébé via la barrière placentaire. Il y passe les nutriments, les saveurs, etc. et un échange sanguin.

à retenir

L'échange émotionnel est lui aussi celui de toute mère avec son enfant. Cet échange est d'ailleurs essentiel, il doit servir à construire le début de la relation avec son bébé. La voix, les sons, le toucher, etc., sont autant de manières de débuter la relation.

D'ailleurs je vous conseille dès le transfert de votre embryon de lui parler. Parler à son embryon, quelle drôle d'idée, me direz-vous ! Mais cela va permettre de mettre en mot vos attentes, vos questions, vos angoisses, et de vous entendre le dire. Cela va également vous aider à faire de cette cellule un peu la vôtre.

Nous constatons que nombre de femmes disent après avoir bénéficié d'un don d'ovocytes qu'elles n'ont plus conscience de ce don. C'est comme si cela s'était effacé !
C'est l'échange intra-utérin qui permet de passer le cap et de faire de cette cellule votre bébé. Il va se dérouler 9 mois d'une grossesse classique après être tombée enceinte. Nombre de femmes sont anxieuses à l'idée de bénéficier d'un don, mais lors de leur grossesse elles n'y font presque plus allusion.

Un bébé non génétiquement de moi, mais empreint de moi quand même !

Il est vrai que dans l'idée de devenir parents, deux idées cohabitent :

- *l'idée d'une transmission génétique ;*
- *l'idée d'une transmission de culture, d'histoire, d'amour, etc.*

Dans le cas du don d'ovocytes, il faut passer l'étape de la transmission génétique de madame, pour s'occuper uniquement de la partie de transmission culturelle, historique, etc.

Notons que beaucoup de parents, dont les enfants sont à 100 % génétiquement d'eux, ont des enfants dont les caractéristiques physiques ne sont pas proches d'eux. Pour autant, ils aiment leurs enfants, même s'ils ne leur ressemblent pas !

à retenir

Le vrai travail d'un parent est la transmission de ses valeurs, de sa culture, de son histoire… Ils doivent faire d'un bébé un Homme, armé pour résister au monde environnant.

C'est là aussi votre travail lorsque vous bénéficiez d'un don d'ovocytes.

Il est vrai que lors de la naissance, l'entourage va jouer au jeu des ressemblances entre le bébé et la famille. Ce jeu qui souvent ne rime à rien, car nombre de bébés n'ont pas de similitudes physiques marquantes avec des membres de la famille. Mais ils servent en fait à faire de cet enfant un membre à part entière de la famille. S'il ressemble à un oncle, une sœur, alors il est de chez nous !

Mais le travail d'un parent est de le faire devenir un adulte, et c'est avec l'histoire et la culture familiale qu'il se construira.

2. Le don de sperme[3]

> *« Un père n'est pas celui qui donne la vie, ce serait trop facile, un père est celui qui donne l'amour. »*
>
> *Denis Lord*

Si la raison pour laquelle la grossesse ne se produit pas vient de l'homme, le don de sperme peut être une solution : suivre un traitement de procréation médicalement assistée (PMA) avec du sperme donné par un tiers peut permettre au couple de réaliser son rêve de devenir parents.

3. Source : www.dondespermatozides.fr

Témoignage

François, 28 ans :

« Ma fabrique de spermatozoïdes est totalement en panne ! Il n'y a pas un spermatozoïde qui tienne la route. Pour moi le don est un chemin long, j'ai l'impression que ma femme va faire un bébé avec un autre homme. C'est comme si elle me trompait. J'ai bien été obligé de me poser des questions sur mon désir de paternité, j'ai honte, je suis un homme et je devrais être fort et pas comme aujourd'hui m'interroger dans tous les sens. C'est vraiment compliqué comme choix, et ma femme ne me dira-t-elle pas un jour que je ne suis pas le père de cet enfant ? J'avoue que j'ai dû aller parler à quelqu'un pour y voir clair. Je sais que cette étape est essentielle, ma femme me laisse du temps, elle m'écoute, c'est une belle preuve d'amour. »

Dans quels cas peut-on bénéficier d'un don de sperme ?

Il existe deux grandes configurations qui obligent à faire appel à un don de sperme :

- **Stérilité masculine :** absence de spermatozoïdes.

- **Mauvaise qualité du sperme :** si le sperme de l'homme ne présente pas la qualité suffisante pour féconder l'ovule.

Certains problèmes altèrent la qualité du sperme et obligent l'homme à recourir aux spermatozoïdes d'un donneur pour obtenir la fécondation :

Traitement oncologique (cancer) : certains médicaments utilisés pour la thérapie sont la cause d'une perte de la capacité à produire des spermatozoïdes.

Transmission de maladies héréditaires : il est recommandé de recourir au don, même si la grossesse peut être obtenue de manière naturelle, pour éviter de transmettre à sa descendance une maladie génétique dont on est porteur. On peut aussi avoir besoin d'un don de sperme si l'altération génétique rend la fécondation difficile en empirant la qualité séminale.

Azoospermie : absence de spermatozoïdes dans l'éjaculat.

Oligozoospermie : faible concentration de spermatozoïdes dans l'éjaculat.

Nécrospermie : la majorité des spermatozoïdes présents dans l'éjaculat sont morts.

Asthénospermie ou asthénozoospermie sévère : très faible mobilité des spermatozoïdes.

C'est quoi une insémination avec don de sperme ?

Il s'agit de déposer le sperme d'un donneur dans les voies génitales de la femme. Cette insémination est pratiquée à l'aide de paillettes de sperme congelées, qui respectent les conditions d'anonymat du don et les règles de sécurité sanitaire.

à retenir

Quel délai et déroulement pour une Insémination avec donneur de sperme ?

Après un diagnostic préalable au CECOS et l'ouverture du dossier, une période d'attente, d'une durée de 18 mois à deux ans et demi environ, peut commencer. L'insémination sera réalisée avant ou au moment de l'ovulation et pourra être renouvelée plusieurs fois si nécessaire. Selon les résultats statistiques de l'ensemble des CECOS, si un couple réalise des inséminations pendant 12 mois, il a 70 % de chances, soit 2 chances sur 3, d'avoir un enfant. Sinon, une fécondation in vitro sera préconisée.

Déroulement d'une fécondation in vitro avec don de sperme

Le traitement de FIV avec don de sperme ne présente pas de différences, comparé aux cas de FIV avec sperme du partenaire. Les principales étapes sont les mêmes dans la pratique :

- stimulation ovarienne de la femme ;
- obtention d'un échantillon par décongélation du sperme de donneur recueilli et congelé au préalable ;

- ponction folliculaire pour obtenir les ovocytes ;
- fécondation en laboratoire, que ce soit par FIV classique ou par ICSI ;
- culture des embryons obtenus à partir de la fécondation des ovocytes ;
- transfert embryonnaire : on transfère un ou plusieurs embryons dans l'utérus de la femme, en sélectionnant toujours ceux de meilleure qualité. En France, le nombre maximum est en principe de deux embryons, mais on autorise exceptionnellement jusqu'à trois embryons en cas d'échecs répétés d'implantation, en accord avec le couple qui sera informé des risques de grossesses multiples ;
- test de grossesse par détection de l'hormone bêta-HCG dans le sang.

Que se passe-t-il du côté du donneur de sperme ?

La seule différence importante est que le sperme de donneur est nécessairement passé par une procédure de congélation, alors que dans le cas de traitements qui emploient du sperme du partenaire, on utilise de préférence l'échantillon frais, recueilli le même jour que la ponction ovarienne, pour procéder immédiatement à la fécondation en laboratoire.

Le sperme d'un don doit être congelé au moins six mois avant d'être utilisé en raison de la période fenêtre du virus du sida. Ainsi, le donneur se soumettra à des tests de détection du VIH au moment de son premier don et six mois après le dernier.

Les échantillons pourront être utilisés uniquement si les deux tests de détection sont négatifs. Pour le maintenir en bonnes conditions pendant tout ce temps, le sperme sera congelé par les CECOS (Centres d'Étude et de Conservation des Œufs et du Sperme humains) ou dans les banques de sperme des cliniques.

à retenir

Qui peut devenir donneur de sperme ?
Avec l'accord de leur épouse ou de leur compagne, les hommes de moins de 45 ans peuvent effectuer un don de sperme. Depuis 2016, plus besoin d'être déjà père. Le don est anonyme et réalisé à l'issue d'examens stricts.

***À savoir :** tous les spermes ne supportent pas les effets de la congélation et ils ne sont utilisés qu'à condition d'être fécondants. Pour les couples, le choix du donneur dépendra de critères morphologiques et sanguins.*

« N'importe quel homme peut être père, mais il faut être quelqu'un de spécial pour être un papa. »
Jim Fox

Les questions qui se posent face au choix du don de sperme

Les questions concernant le don de sperme sont assez similaires avec celles qu'une femme se pose concernant le don d'ovocytes. Un point central diffère pourtant entre les deux situations : la grossesse !

Rappelons que pour les hommes, la grossesse est plutôt virtuelle. C'est-à-dire psychologique plus que physique. Or, nous l'avons vu dans le don d'ovocytes, nombre de femmes disent ne plus avoir conscience du don, car elles ont vécu une grossesse et donc un échange tout particulier avec leur enfant pendant neuf mois.

Pour les messieurs, la question se pose dans des termes différents. Je ne donne pas mes cellules et je ne partage rien pendant la grossesse. C'est donc un choix assez complexe qui s'offre aux hommes, comment me sentir père et surtout père de cet enfant à venir, qui génétiquement ne sera pas mien.

C'est en effet un chemin différent pour les hommes, il faut que j'arrive à me projeter dans cette grossesse, et me focaliser sur ce que je vais pouvoir lui donner de manière affective, émotionnelle, culturelle...

Il va falloir pour vous, futurs papas, vous investir plus tôt, même dès l'insémination ou la FIV de votre conjointe. Il faut essayer de faire que ces spermatozoïdes deviennent en quelque sorte les vôtres. Il faut leur parler, les encourager. Ils vont faire de vous un papa.

> *« L'enfant a toujours l'intuition de son histoire. Si la vérité lui est dite, cette vérité le construit. »*
> *Françoise Dolto*

Dois-je dire à mon enfant qu'il est issu d'un don qu'il soit de sperme ou d'ovocytes ?

Pour ma part la réponse est OUI. Il faut le dire car il n'y a rien de pire qu'élever un enfant en lui inculquant comme valeur l'honnêteté, la vérité, et qu'il découvre un jour que vous, en tant que parents, vous lui avez menti ! Pour bien vivre votre vie de parents ayant bénéficié d'un don, il faut que vous l'ayez pleinement accepté. Cet enfant ne doit pas subir vos doutes ou angoisses sur la question du don, vous aurez déjà bien assez des doutes et angoisses de parents.

Je conseille de raconter à votre enfant son histoire très tôt. Certes il ne comprendra sans doute pas tous les mots, mais il percevra l'intonation de votre voix et vos intentions. Lorsque vous êtes énervés, les enfants le sentent par votre agitation, vos comportements, vos phrases courtes et cinglantes ! Il en est de même quand on parle d'amour à un enfant. Il ressent la douceur, la sérénité… Car l'histoire de cet enfant, c'est que par amour, vous, ses parents, vous avez été capables d'aller au-delà de ce qui vous semblait possible au départ. Votre enfant a juste besoin de comprendre tout l'amour que vous lui portez. La technique du don est une explication qui viendra avec le temps.

Dois-je le dire à mon entourage ?

Sur cette question il n'y a pas de réponse toute faite, cela dépend de votre famille, de votre relation avec vos amis, etc. Il n'est pas nécessaire de le claironner ni de le taire. Il est question de faire comme vous le sentez et d'être en accord avec vous-même.

3. L'adoption[4]

En quoi consiste une adoption ?

La filiation par adoption est un jugement prononcé par le tribunal de grande instance. Le juge examine si vous êtes en mesure d'accueillir l'enfant, français ou étranger, et de répondre à ses besoins.

Il existe deux formes d'adoption :

- **l'adoption plénière,** irrévocable : dans ce cas, l'enfant a la nationalité et le nom de ses nouveaux parents et tous les liens avec sa famille biologique sont rompus ;
- **l'adoption simple,** révocable dans des cas très graves : l'enfant porte alors son nom, suivi du vôtre, ou uniquement le vôtre. En tout état de cause, il conserve ses droits d'héritier dans sa famille d'origine.

À savoir : la première forme d'adoption n'est pas ouverte aux enfants de plus de 15 ans.

4. Source : www.adoption.gouv.fr

à retenir

> « Un jour on l'appelle maman. Elle le reste toute la vie. »
> Proverbe chinois

Qui peut adopter en France ?

- *Deux époux mariés depuis plus de deux ans, ou ayant plus de 28 ans, mais aussi toute personne âgée de plus de 28 ans (à condition que son éventuel conjoint soit consentant) peuvent faire une demande d'adoption, à condition :*
  - *d'avoir obtenu un agrément du service départemental de l'Aide sociale à l'enfance (ASE) ;*
  - *que la différence d'âge entre adoptant et adopté soit d'au moins 15 ans (de 10 ans si l'adopté est l'enfant du conjoint).*

  Même si le fait d'avoir déjà des enfants n'est pas en soi un obstacle, les services de l'ASE en tiennent compte et vérifient que l'adoption ne compromette pas la vie familiale.

- *Les couples homosexuels qui sont mariés ont désormais la possibilité d'adopter. La loi Taubira, promulguée au printemps 2013, a ouvert le mariage et donc l'adoption aux couples de même sexe.*

- *Les personnes célibataires ont le droit d'adopter, mais vous devrez faire preuve de détermination et de persévérance, tant en France qu'à l'étranger.*

Toute demande d'adoption, qu'il s'agisse de l'adoption d'un pupille de l'État ou d'un enfant étranger, ne peut aboutir qu'à condition de satisfaire à plusieurs exigences. L'obtention de l'agrément est un préalable indispensable à la démarche d'adoption.

Pourquoi l'agrément ?

L'agrément n'est en aucun cas un label de « bons » ou de « mauvais » parents, mais le service de l'Aide sociale à l'enfance se place dans l'optique de l'accueil d'un enfant qui a, quel que soit son âge, déjà une histoire peut-être difficile et à qui il souhaite donner toutes ses chances. Ainsi, l'agrément est une garantie pour l'enfant et pour les parents adoptifs. Il est aussi une préparation.

L'obtention de l'agrément

S'il est indispensable pour adopter, l'agrément n'équivaut pas à un droit automatique à se voir confier un enfant.

L'agrément est le résultat d'une analyse de :

- la cohérence et la fiabilité de votre projet d'adoption ;
- votre capacité à vous identifier comme parents d'un enfant et à inscrire celui-ci dans votre histoire et votre filiation pour une vie commune.

Comment obtenir l'agrément et dans quel délai ?

L'agrément est délivré par le service de l'Aide sociale à l'enfance (ASE) placée sous l'autorité du président du conseil général du département dans lequel vous résidez. L'agrément doit être exprès (document écrit) et intervenir dans les neuf mois à dater du jour de la confirmation de la demande.

Quelles sont les particularités de l'agrément ?

- Une fois l'agrément obtenu, il est valable cinq ans. Les adoptants doivent confirmer annuellement, auprès des services de l'ASE, leur projet d'adoption. Au-delà de cinq ans, une demande de renouvellement ou une nouvelle demande d'agrément (en cas de modification du projet) doit être déposée.
- L'agrément ne peut valider qu'un seul projet d'adoption. Une fois la procédure terminée, il est caduc.

L'agrément peut préciser l'origine, l'âge et le nombre d'enfant (ou des enfants), si les adoptants en expriment le souhait.

Qui sont les enfants adoptables ?

Environ 5 000 enfants sont adoptés chaque année en France, dont 75 % viennent de l'étranger. Il y a peu de bébés français adoptables, environ 700 par an.

Il s'agit :

- d'enfants pour lesquels les « père et mère » ou le conseil de famille ont consenti à l'adoption. Ces enfants sont principalement remis au service de l'Aide sociale à l'enfance (ASE) ou à un organisme autorisé pour l'adoption ;
- des pupilles de l'État (enfants délaissés à la naissance, enfants trouvés, orphelins, enfants dont les parents ont fait l'objet d'un retrait total d'autorité parentale, enfants déclarés abandonnés par le juge) ;
- d'enfants déclarés abandonnés par décision de justice.

À l'étranger, les conditions pour qu'un enfant puisse être adopté varient d'un pays à l'autre.

Quelle procédure en cas d'adoption internationale ?

En ce qui concerne l'adoption internationale, la procédure commence de la même façon, par la délivrance d'un agrément du Conseil général, mais comporte un certain nombre d'étapes supplémentaires.

Deux options sont possibles :

- soit vous passez par l'Agence française de l'adoption (AFA) ou par un OAA (Organisme agréé pour l'adoption) ;
- soit vous menez une démarche individuelle, sans être encadré par un organisme. Cette procédure individuelle n'est possible que dans les pays qui n'ont pas ratifié la convention de la Haye.

Vous pouvez vous renseigner en sollicitant le Service de l'adoption internationale (SAI). Il dépend du ministère des Affaires étrangères et fait parvenir aux parents potentiels une documentation en fonction du pays choisi, avec la liste des associations et organismes autorisés pour l'adoption internationale.

Attention à ne pas confondre associations de parents adoptants et organismes autorisés et habilités à intervenir comme intermédiaires pour l'adoption !

Comment constituer son dossier ?

Au moment de constituer votre dossier, si vous ne décidez pas de passer par une démarche individuelle, deux voies s'offrent à vous :

- **Le recours à un Organisme autorisé pour l'adoption (OAA).** Il se charge de préparer le dossier avec les futurs parents, de le transmettre à l'étranger et de trouver un enfant. Attention, les OAA effectuent un contrôle d'opportunité sur votre candidature et peuvent refuser de donner suite à votre demande. Par ailleurs, le dossier est généralement long à monter.
- **Le recours à l'Agence française de l'adoption (AFA).** Organisme public, l'AFA a été créée en 2006, à la suite de la réforme de l'adoption de 2005, pour proposer une nouvelle voie pour les candidats à l'adoption internationale. L'Agence accompagne les candidats lorsque leur projet d'adoption est orienté vers un pays où elle est habilitée et accréditée pour intervenir, qu'il répond aux conditions requises dans le pays d'origine et correspond aux profils des enfants adoptables dans ce pays.

Cette liste de pays, mise à jour régulièrement, est disponible sur le site Internet de l'AFA.

L'Agence se charge également de transmettre votre dossier aux autorités en charge de l'adoption dans le pays d'origine de l'enfant. L'AFA travaille avec 35 pays partenaires, accompagne plus de 6 300 familles et gère plus de 7 800 projets d'adoption. **Bon à savoir :** cet organisme ne réalise aucune sélection de dossier.

Se rendre dans le pays d'adoption ?

Il est fortement recommandé de se rendre dans le pays d'adoption durant la procédure. La préparation du voyage est une étape essentielle. Généralement, le premier déplacement concerne les formalités à accomplir, le deuxième est centré sur la procédure judiciaire et le dernier vous permet de rapatrier l'enfant dans votre pays. Dès lors que l'adoption est prononcée dans le pays d'origine de l'enfant, faites les démarches nécessaires pour qu'il puisse entrer sur le territoire français.

« L'attachement est un instinct conduisant tout au long de la vie à avoir besoin d'être écouté, entendu, compris et soutenu par une ou plusieurs personnes considérées comme proches. »

John Bowlby, psychanalyste

CONSEILS ET ASTUCES

- Là encore, la première étape dans cette démarche est celle du deuil de l'enfant biologique. C'est une autre forme de parentalité qui s'offre à vous. Riche aussi de questions et de bouleversements.

Accueillir pleinement un enfant pour être ses parents

- Lors de la PMA, vous avez à de nombreuses reprises subi les choix des médecins, mais dans le cas de l'adoption il va vous être demandé de parler de votre désir et de l'enfant que vous souhaitez. L'adoption, ce n'est pas qu'un acte altruiste pour venir en aide à une personne malheureuse, c'est faire le choix d'accueillir un être qui a déjà vécu un bout d'histoire avant votre rencontre. Ce bout d'histoire est parfois lourd, ou douloureux. Il faut pouvoir l'accueillir pleinement pour devenir ses parents.
- Sentez-vous libre et soyez le plus naturel possible lors des rencontres avec les assistantes sociales, les psychologues, etc., qui, sans doute, vous angoisseront un peu. Vous avez tout à gagner à vous montrer tels que vous êtes, y compris à poser des questions, si vous avez des doutes sur un point. Les évaluations sont rédigées par les professionnels, elles vous seront obligatoirement communiquées avant examen de votre demande par la commission d'agrément. Il ne faut pas hésiter à demander des rectifications si vous relevez des erreurs. Si vous n'êtes pas d'accord avec les conclusions vous concernant, vous pouvez demander, par écrit, une deuxième évaluation.
- Le chemin entre le dossier de départ et l'enfant est souvent bien long. Il faut encore une fois s'armer de patience et avoir en tête les complexités qu'il faut surmonter, notamment si vous adoptez un enfant à l'étranger. Il faut se confronter à d'autres cultures, d'autres moyens de fonctionner... C'est un chemin escarpé qui mène à l'enfant.

Un chemin vers l'autre sans jugement

- Il faut bien avoir à l'esprit qu'accueillir un enfant c'est l'accepter tel qu'il est, lui donner du temps pour trouver ses marques, lui donner du temps pour créer une confiance mutuelle, et ne pas hésiter à répondre à ses questions en toute transparence. Vous faites partie d'une famille plus large et il est essentiel que votre entourage familial et amical, puisse partager l'aventure avec vous. Car cet enfant va intégrer un groupe, pas uniquement un couple. Lorsque l'enfant s'annonce, que vous connaîtrez son visage et son prénom alors partagez avec votre entourage. Ce n'est pas nécessaire de lui présenter tout le monde tout de suite, mais il faut lui raconter dans quelle famille il arrive. Cet environnement familial et amical sera essentiel aussi pour vous.
- La rencontre avec cet enfant ne sera sans doute pas sans difficultés, la confiance immédiate est rare. Il faut que vous vous apprivoisiez pour construire ensemble une famille. Apprenez à vous faire confiance, à écouter votre instinct de parents. Les moments de doutes existeront, ne vous interdisez pas de baisser les bras parfois, de ne pas être un parent « parfait », qui d'ailleurs, est un parent parfait ? Cet enfant n'attend pas cela de vous, mais plutôt de savoir que vous êtes là pour l'épauler, le rassurer, le comprendre. Il est presque essentiel d'être accompagné par des professionnels (associations ou psychologues) dans cette aventure, pour dépasser les moments les plus difficiles. Et d'être également épaulé par son environnement familial pour pouvoir souffler, prendre du recul et garder l'esprit clair.

4. Vivre sans enfant, une autre forme de parentalité

Pour de nombreux couples, cette option n'est pas envisageable ni même imaginable. Mais il arrive qu'après bien des efforts, qu'après bien des essais, l'enfant ne vienne pas et qu'il faille alors en arriver à l'idée de vivre sans. J'entends souvent cette phrase : « Il ne faut rien lâcher, jamais abandonner. » Mais **notre limite n'est pas celle des autres.** Pour certains une FIV c'est déjà compliqué à vivre, pour d'autres, il n'y a pas de limite. La limite est celle que l'on se fixe. Et malgré la détermination et l'envie, il vient un jour le sentiment de courir après une chimère et l'envie d'arrêter.

« Pour ce qui est de l'avenir, il ne s'agit pas de le prévoir, mais de le rendre possible. »
Antoine de Saint-Éxupéry

Il ne faut pas se sentir nul ou coupable de décider de stopper les essais. C'est un choix très personnel.

Lorsque nous sommes enfant ou adolescent, nous imaginons notre vie et afin de déterminer notre propre réussite, nous imaginons ce qu'est cette réussite en fonction de critères essentiels pour nous-même.

Par exemple, certains diront qu'ils auront réussi le jour où ils travailleront à l'étranger, ou le jour où ils seront devenus un cuisinier reconnu et respecté... Pour d'autres, c'est de devenir parents, tout simplement. Alors quand la vie ne vous offre pas ce à quoi vous aspirez, il faut reconsidérer cette vision de la réussite personnelle. Car si on reste accroché à celle-ci, notre sensation est d'avoir raté sa vie, quoi qu'elle nous offre.

Témoignage

Béatrice, 44 ans :

« J'ai toujours pensé que me marier était accessoire, mais qu'avoir des enfants c'était essentiel. Malheureusement, j'arrive au bout des possibilités d'avoir des enfants. Ma vie ne s'arrête pas là ! Mais comment imaginer la suite ? Que vais-je faire de toute cette vie ? »

Le deuil définitif de la maternité physique

C'est à ce moment de la vie qu'il est important, avant même de faire des choix, de faire son deuil de la maternité. Faire son deuil d'une personne qu'on a connue, avec qui nous avons des souvenirs c'est douloureux, mais nous avons vécu des choses ensemble et l'on peut se rappeler de moments partagés. Mais le deuil d'une maternité qui n'a pas eu lieu, d'un mode de vie que nous n'avons qu'imaginé c'est plus complexe. Et ce deuil est d'autant plus compliqué que vous vous êtes investis.

« Ce qui ressemble à une fin est souvent un début. »
Franck Nicolas

Il faut apprendre à reconsidérer nos aspirations, nos attentes, et reconstruire une vie avec de nouveaux objectifs et de nouveaux challenges.

Ce deuil ne se fera pas en quelques jours ou quelques mois. Il sera long et se fera par à-coups. Quand nous faisons le deuil d'une personne, nous passons par différentes phases : la sidération, la colère, la négociation, l'acceptation. Mais il est un point commun entre tous les deuils, nous n'oublions pas ! Nous apprenons à vivre avec. Nous parlons toujours de nos morts, de ce qu'ils ont apporté, de nos rires, de leurs bonnes histoires...

Dans le cadre du deuil d'enfant, nous n'avons rien à partager, nous devons juste passer outre un chemin qui aurait pu être le nôtre. Pour autant il ne s'agit pas de ranger dans des cartons l'histoire de ce parcours et de ne plus jamais en parler. Il fait partie intégrante de votre vie et c'est de cela que **vous allez vous nourrir pour devenir un autre vous-même.** Alors quand l'envie vous prend, n'hésitez pas à aborder la question. Au début cela sera impossible, puis le temps aidant vous finirez par en parler librement et avec moins d'émotions, puis sans émotions. Cela ne signifie pas « Je m'en fiche », mais plutôt « J'ai digéré et je fais mon deuil ».

Être une mère, c'est porter un enfant, le nourrir, l'élever, le voir grandir et s'émerveiller de ses progrès, pour un jour le rendre autonome.

Votre désir de maternité ne s'effacera pas. Il va juste devenir moins présent, moins fort, et parfois lors de certains évènements, il ressurgira.

Inventer la suite de ma vie

Mais la vie ne s'arrête pas lorsqu'il n'y a pas d'enfant. Il s'agit alors d'inventer la suite. Les contraintes ne seront plus les mêmes, il faut nous appesantir sur nous-même pour créer une suite, dans laquelle nous pourrons nous révéler et avoir une autre forme de maternité, une autre forme de naissance : la nôtre !

Regardons autour de nous, il existe bien des gens qui vivent sans enfants par choix ou par obligation. De nombreux artistes sont d'ailleurs concernés : Muriel Robin, Valérie Lemercier, ou encore Line Renaud. Toutes ces femmes vivent une autre forme de maternité, artistique.

C'est dans ce domaine qu'elles ont décidé de se révéler, d'accoucher d'elles-mêmes.

D'ailleurs, je donne souvent cet exemple aux femmes qui viennent me consulter : « Si je vous dis Simone Veil, qu'elle est la première chose qui vous vient à l'esprit ? » Dans 90 % des cas les personnes répondent une femme politique qui a permis le vote de la loi sur l'avortement ! Ensuite elles me parlent de sa déportation, de ses combats pour l'Europe, et seulement après tout cela de sa vie de mère. Cela ne veut pas dire que la vie de mère de Simone Veil ne compte pas, mais ce n'est pas ce qui la définit. Ce qui signifie que les femmes ne sont pas obligatoirement des personnes reconnues et admirables parce qu'elles sont mères, mais tout autant par leurs combats, leurs engagements.

Ne pas avoir d'enfant ne veut pas dire que vous ne le méritez pas, ni même que vous n'êtes pas maternelles ou douces... **Vous n'êtes pas moins une femme parce que vous n'avez pas d'enfant, votre féminité est toujours là !** La vie vous porte simplement parfois sur ce chemin.

Pour autant il faut créer une autre forme de maternité pour se nourrir. Pas forcément en s'occupant d'enfants, via des associations ou les enfants des autres, ce qui peut même être douloureux. Mais en s'interrogeant sur ce que vous avez profondément envie de faire de votre vie.

Pour cela il faut se retrouver après tous ces tumultes. S'accorder du temps et se reconstruire. Qui suis-je vraiment ? À quoi j'aspire, etc. L'idée, c'est d'accoucher de son propre projet, de son propre avenir.

Cheminer en couple vers une autre forme de réalisation

Il faut aussi être vigilant vis-à-vis de son compagnon. Vous avez traversé une épreuve douloureuse à deux, qui vous a fait évoluer chacun dans ce que vous êtes. Il est à noter que de nombreux couples restent ensemble après l'échec de l'enfant. Mais parfois, sans qu'ils communiquent, sans qu'ils échangent, sans qu'ils construisent un nouvel avenir ensemble, le couple finit par s'abîmer et se séparer.

Les hommes vont plus rapidement faire leur deuil de la paternité. Comme nous l'avons constaté tout au long des pages précédentes, un homme vie une grossesse virtuelle, il peut donc plus facilement se passer de cette étape de grossesse. De surcroît, le fait de ne pas avoir d'enfant, même si cela est bien évidemment douloureux pour lui aussi, n'est pas vécu de la même manière chez un homme. Il n'est pas programmé pour vivre cette évolution physique.

Témoignage

Déborah, 36 ans :

« Quand on m'a dit : “Vous avez une chance infinitésimale d'avoir un enfant un jour”, c'était terrible et en même temps un soulagement. J'avais donc raison de vouloir arrêter et prendre un autre chemin ! Mais avant de prendre ce chemin il m'a fallu plonger au tréfonds de moi-même pour faire mon deuil. Imaginer la vie que je voulais, pour pouvoir mieux l'abandonner. Accepter une vie que je ne connaissais pas, une vie nouvelle à inventer ! C'est une nouvelle aventure dans laquelle on ne sait pas de quoi demain sera fait. Il nous faut nous retrouver, nous chercher, nous construire, c'est un chemin douloureux et nous ne savons pas combien de temps cela peut prendre. J'ai eu le sentiment d'avoir un puzzle d'idées et d'envies dans ma tête et soudainement, après tout ce tumulte, un jour les choses se sont emboîtées. Et j'ai compris là où je devais aller. Je suis née une deuxième fois ! »

Il faut donc que chacun des membres du couple s'interroge sur ses propres aspirations et puisse échanger au sein du couple.

Enfin, il faut faire face au monde extérieur, qui va vous questionner, vous interroger sur vos choix, sur le « pourquoi vous n'adoptez pas », par exemple. Il faut savoir garder à distance cet entourage qui est souvent bienveillant, mais qui n'a pas vécu le chemin et parfois n'arrive pas à comprendre votre choix.

« Créer, c'est vivre deux fois. »
Albert Camus

6

Être accompagné pendant son parcours en PMA

« Prends soin de ton corps. C'est le seul endroit que tu aies pour vivre. »
Jim Rohn

Comme vous l'avez constaté, le parcours en PMA est un chemin qui peut être long, mais surtout qui bouleverse, qui épuise, qui questionne, qui met le corps parfois en souffrance...

Il me semble indispensable d'être accompagné dans ce parcours pour pouvoir le vivre de la meilleure façon possible !

Il existe aujourd'hui tout un panel d'accompagnements dédiés aux personnes infertiles. Des techniques classiques, comme la psychologie et ses dérivés, l'acupuncture, médecine chinoise ancestrale, en passant par l'ostéopathie, la sophrologie ou encore l'hypnose !

Ces différentes techniques ne sont que des compléments, des appuis aux traitements médicamenteux prescrits par les médecins.

Nous allons donc faire un tour d'horizon de ces différentes techniques. Bien sûr, la liste n'est pas exhaustive, il s'agit d'un zoom sur les techniques éprouvées et qui ont des résultats. Ces techniques étant complémentaires, elles sont utilisables en même temps, ou à des moments différents de votre parcours et de vos besoins.

Il n'y a pas de bonnes ou de mauvaises techniques, il faut juste trouver celle qui vous convienne le mieux, et qui soit la plus adaptée à vos besoins.

Au-delà du type d'accompagnement, vous allez rencontrer un praticien, et cette relation, cet échange est aussi important, car il s'agit encore une fois de se sentir en confiance, à l'aise et écouté pour que ce moment soit pleinement satisfaisant et utile.

1. L'acupuncture

L'acupuncture, c'est quoi ?

L'acupuncture est une des branches de la médecine traditionnelle chinoise. C'est une médecine préventive et complémentaire dans le traitement de nombreux symptômes.

Son principe est d'équilibrer les énergies du corps, afin de maintenir ou de rétablir un bon état de santé.

Le traitement consiste à introduire de fines aiguilles à la surface de la peau sur des points d'énergies spécifiques. Ces points se situent sur des canaux d'énergie (les méridiens) qui relient la surface du corps aux organes à traiter.

Souvent utilisée dans les cas d'infertilité fonctionnelle, l'acupuncture pourrait être efficace lors de troubles de l'ovulation et d'irrégularité des cycles menstruels.

« Il ne s'agit pas d'ignorer les problèmes, mais de prendre soin de soi pour avoir la force de les affronter. »
Helen Russel

Elle peut également agir sur la qualité des glaires cervicales, ainsi que sur la muqueuse utérine (endomètre).

Elle est approuvée depuis 1996 par l'OMS (Organisation Mondiale de la Santé) dans le traitement des troubles reproductifs.

Les résultats de certaines études montrent un taux d'implantation significativement supérieur dans les groupes de femmes accompagnées par l'acupuncture. Mais les résultats sont parfois contradictoires.

Hormis le point de vue fonctionnel, l'acupuncture permet aux patients d'aborder leur situation avec plus de calme, de sérénité, moins de stress ; ceci permettant une prise en charge globale de meilleure qualité.

Elle permet de :

- réduire le stress ;
- augmenter l'énergie ;
- aider au repos et à l'endormissement ;
- favoriser la digestion ;
- réduire les effets secondaires de certains traitements médicaux.

Je consulte à quel moment ?

Stéphanie Nicolian, sage-femme acupuncteur nous répond : « *La consultation d'un acupuncteur peut se faire à n'importe quel moment dans le processus de soin de l'infertilité, il est cependant recommandé de vous accorder au moins trois mois (ou 3 cycles) avant que le traitement atteigne un niveau optimal. Il est également recommandé de continuer le traitement pendant la période d'insémination ou de transfert et ce, pendant encore trois mois en cas de réussite.* »

Comment se déroule une séance ?

Les séances, d'une durée de 45 minutes à une heure, sont rythmées par un entretien, l'examen du pouls et de la langue qui vont nous renseigner sur l'état des énergies de la patiente. Ensuite vient la pose des aiguilles, sur des points d'énergie précis. Le temps de pose est de 15 à 30 minutes.

L'acupuncture et la fécondation in vitro (FIV)

Des études scientifiques suggèrent que l'acupuncture améliore le taux de réussite d'une FIV. Au vu de ces résultats, certains centres de PMA ont intégré un acupuncteur dans leur équipe.

L'acupuncture augmenterait l'afflux sanguin dans l'utérus, donc permettrait à l'endomètre d'être mieux vascularisé et plus réceptif à une implantation.

Vous êtes en cours de FIV

- Avant le transfert : Il faut prévoir au cabinet médical six à douze séances (une ou deux par semaine).
- Le jour du transfert : L'idéal serait de bénéficier d'une séance, mais souvent ceci est techniquement difficile, il est intéressant de faire une séance quelques jours avant et après le transfert.
- Puis une ou deux jusqu'à la grossesse : Des études ont montré l'efficacité d'un protocole court avec de l'acupuncture 25 minutes avant et 25 minutes après le transfert d'embryon, ce qui correspond au délai nécessaire pour obtenir une réponse de l'organisme.

Améliorer la qualité du sperme avec l'acupuncture

« L'acupuncture va permettre d'améliorer l'état général en augmentant l'énergie, diminuant le niveau de stress, en permettant un sommeil plus profond », nous explique Stéphanie Nicolian, sage-femme et acupuncteur.

« Elle permet l'amélioration de la qualité et de la mobilité des spermatozoïdes.

Les études scientifiques montrent que deux séances d'acupuncture par semaine pendant cinq semaines amélioreraient la mobilité des spermatozoïdes de 44,5 % à 50 % (Pei, 2005). En cas d'oligozoospermie, elle améliorerait la forme et le nombre des spermatozoïdes (Siterman, 2000). La fréquence des séances conseillée est de minimum une par semaine, trois mois avant le recueil de sperme », conclut Stéphanie Nicolian, sage-femme et acupuncteur.

*« Les quatre ancrages de la vie :
Apprendre à s'aimer avec bienveillance
Apprendre à se respecter
Apprendre à se responsabiliser
Apprendre à être fidèle à soi. »*
Jacques Salomé

2. L'ostéopathie

L'ostéopathie, c'est quoi ?

L'ostéopathie est une technique manuelle qui veut harmoniser les mouvements « mécaniques » du corps avec le reste des mouvements corporels.

Utilisée lorsque le corps connaît un problème « mécanique », elle permet essentiellement de régler tous les troubles liés à une malposition du bassin de l'homme ou de la femme. Aussi, l'ostéopathie uro-gynécologique (manipulations de la paroi génitale ou anale) permet d'assouplir le périnée et de redonner de la mobilité aux ovaires, aux trompes et à l'utérus.

L'ostéopathie dans le traitement de l'infertilité féminine

L'ostéopathie peut aider dans le traitement de l'infertilité féminine lorsque cette dernière s'installe et qu'elle ne résulte pas d'une anomalie médicale ou biologique.

En travaillant sur les tensions physiques et la mobilité des organes, elle permet d'aider à la fécondation et à la nidation des embryons.

L'intervention de l'ostéopathe se fait sur 2 zones principales :

- Le petit bassin (la zone pelvienne) dont les anomalies « mécaniques » dues aux chocs, chutes (même anciennes), infections, séquelles chirurgicales, empêchent le développement de l'œuf fécondé. Les pressions peuvent provenir du petit bassin lui-même, mais également du bassin ou encore de la colonne vertébrale. Les manipulations permettent également d'augmenter la vascularisation des organes.
- La région crânienne pour une action sur la régularisation des hormones et surtout pour un confort de la patiente en l'aidant à se détendre et à retrouver une certaine sérénité.

Ces traitements ne sont efficaces que si on prend en considération le traitement global de la patiente, ainsi que la dimension psychosomatique et émotionnelle.

L'ostéopathie dans le traitement de l'infertilité masculine

L'ostéopathie n'intervient pas seulement chez la femme ayant des difficultés à tomber enceinte. Le conjoint aussi peut bénéficier d'un « rééquilibrage » général, en dehors de toute pathologie. Si l'ostéopathe travaille sur la mécanique du bassin des hommes, il peut y avoir une répercussion au niveau testiculaire. C'est également en travaillant sur la vascularisation que l'ostéopathe peut avoir une action sur la prostate (glande impliquée dans la fertilité masculine). Il semble que l'ostéopathie puisse aussi avoir une action sur le sperme et en améliorer la qualité.

Comment se déroule une séance d'ostéopathie pour l'infertilité ?

« Une première séance dure environ 45 minutes jusqu'à une heure, j'échange avec la ou le patient sur son parcours, ses antécédents. Puis, je fais un état des lieux général de son corps.

Je vais ensuite tout particulièrement faire un focus sur le système uro-gynécologique, et travaille également les techniques viscérales en externe », nous explique Delphine Bihr, ostéopathe, spécialiste de l'infertilité.

Les étapes clés dans le parcours pour faire des séances d'ostéopathie

Le traitement va principalement dépendre de l'état général du patient mais, en principe, les blocages sont levés en trois séances maximum.

« Plus la patiente est prise en charge tôt et mieux c'est !, nous précise Delphine Bihr, *il faut tout d'abord faire plusieurs séances rapprochées pour que les tissus "enregistrent" les changements que l'on fait. Ensuite, je préconise une séance dans la phase œstrogénique, c'est-à-dire entre leurs règles et l'ovulation. Si les patientes sont en traitements, je les vois au moins deux à trois fois avant le transfert, d'où l'intérêt de les prendre en charge précocement. En revanche, après l'insémination ou le transfert d'embryon, je laisse la nature reprendre ses droits et agir ! »*, conclu Delphine Bihr, ostéopathe.

> *« Accompagner quelqu'un ce n'est pas le précéder, lui indiquer la route, lui imposer un itinéraire, ni même connaître la direction qu'il va prendre ; c'est marcher à ses côtés en le laissant libre de choisir son chemin et le rythme de son pas. »*
>
> *Patrick Verspieren*

3. La sophrologie

Méthode psychocorporelle, la sophrologie permet à la femme de se réapproprier un corps devenu objet d'explorations médicales et de se réconcilier progressivement avec son corps. Elle offre aussi à la femme la possibilité de se reconnecter à ses sensations, que celles-ci soient positives ou plus douloureuses, de les accueillir, de les nommer et d'essayer d'en donner un sens.

Elle est encore un formidable levier pour convoquer une estime de soi, fortement entachée par l'épreuve de la stérilité et une forme de perte d'autonomie. Elle permet d'ouvrir le champ du possible, d'accueillir et de porter la vie en soi en toute sérénité jusqu'à la naissance.

La sophrologie, c'est quoi ?

Le terme sophrologie a été créé en 1960 par le Professeur Alfonso Caycedo, neuropsychiatre d'origine colombienne.

Méthode de relaxation physique et mentale, elle permet de renforcer la présence du corps à la conscience. Avec de l'entraînement, il devient alors plus aisé de prendre conscience de soi, de ses tensions corporelles, comme des sensations agréables ou des émotions qui émergent en tout instant.

Pratique accessible à tous, elle repose sur des exercices simples et faciles à mettre en œuvre, basés sur la respiration, la détente musculaire, la pensée positive et une large place accordée à la parole.

Elle se pratique dans les trois postures, assise, allongée ou debout, selon les besoins identifiés par le sophrologue, qui guide le client dans l'atteinte de ces objectifs.

Quel est l'apport de la sophrologue dans le cadre de l'infertilité ?

La sophrologie s'avère être, dans ce contexte, une aide précieuse pour appréhender cette période compliquée avec plus de sérénité et de recul, comme elle permet de soutenir le processus de fertilité, étape par étape.

Parmi les nombreux bénéfices du recours à la sophrologie pour ces candidates bien particulières à la maternité, notons la capacité de :

- S'autoriser à dépasser l'épreuve de la PMA pour en faire une opportunité de découverte de soi et de ses ressources intérieures.
- S'ouvrir à un accompagnement qui s'adresse à tous les plans de l'Être et convoque aussi bien les dimensions corporelles et organiques, affectives et émotionnelles, que mentales et existentielles.
- Mobiliser la confiance en soi et l'optimisme, notamment par le biais de visualisations positives.
- Goûter au caractère unique d'une méthode entièrement dédiée au mieux-être de la personne et à son écoute bienveillante, là où les protocoles de soins rigoureux en PMA peuvent laisser un goût amer de déshumanisation.
- Trouver un espace privilégié pour se réapproprier son corps.
- Disposer d'un espace de parole sans jugement, au sein duquel il lui devient possible de verbaliser une difficulté passagère.
- Apprendre la gestion du stress et de la douleur avec des techniques concrètes et faciles à déployer à tout moment, puisque celles-ci reposent principalement sur la respiration et le principe d'action positive.
- Apprendre à mieux gérer les surcharges émotionnelles et à se doter de techniques de régulation émotionnelle.
- Dépasser l'appréhension des examens gynécologiques

dans un environnement hospitalier (multiplicité des intervenants, présence d'internes, d'étudiants), surmonter la peur des méthodes intrusives, comme composer avec sa pudeur lors des multiples examens.

Cette pratique s'adresse-t-elle autant aux hommes qu'aux femmes ?

« Dans la majeure partie des cas, ce sont les femmes qui consultent, et de façon unilatérale, sans que le mari ne s'y implique », nous explique Joëlle Nativel-Lecoq, sophrologue. *« Néanmoins, il n'est pas rare de voir le conjoint s'inviter à une séance, voire à la totalité d'entre elles, souvent à la demande de la femme, persuadée que le bénéfice n'en serait que plus grand si tous deux pouvaient assister aux séances. Pour ma part, j'y suis très favorable, car bien souvent des enjeux cachés peuvent être mis au jour au cours d'une séance, et donner à voir combien ce désir d'enfant, en apparence partagé par le couple, ne l'est pas tant de chaque côté lorsque l'on s'y attarde sur le projet familial qui le sous-tend. Tout l'art du sophrologue consiste alors à mettre suffisamment à l'aise l'homme (plus rarement la femme), afin qu'il puisse verbaliser ses craintes, voire ses peurs de devenir père. Au-delà du projet "enfant", il s'est également agi dans le cas présent de travailler sur la parentalité en devenir, laquelle ne revêtait pas du tout le même sens pour chacun d'entre eux »*, conclu Joëlle Nativel-Lecoq.

Comment se déroule une séance de sophrologie ?

De façon générale, une séance dure une heure, mais en fonction de la demande ou de l'étape de la PMA, elle peut aller jusqu'à une heure et demi, laissant davantage de place à la parole.

Une séance est décomposée en trois étapes :

- Un premier temps de parole destiné à faire le point sur son parcours, les émotions et sensations présentes et à formuler une demande concrète pour la séance (besoin de relaxation, envie de visualiser positivement l'avenir, se préparer à une ponction d'ovocytes...).
- Un temps de pratique au cours duquel la patiente est invitée à expérimenter une méthode de relaxation, des techniques de respiration ou de détente corporelle et mentale, des techniques d'exploration du passé destinées à mieux comprendre son histoire, et lever d'éventuels blocages.
- Un temps de dialogue, au cours duquel la patiente va pouvoir verbaliser ce qu'elle a découvert durant son exploration et voir en quoi les informations collectées dans ces expériences passées peuvent venir éclairer le présent, et être sources d'issues nouvelles.

« Si vous voulez vivre une vie heureuse, attachez-la à un but et non pas à des personnes ou des choses. »
Albert Einstein

Quelles sont les périodes les plus propices pour consulter ?

Les motifs de consultation varient selon l'étape dans laquelle se situe la patiente.

Avant l'entrée en PMA

Elle permet de libérer la parole et d'exprimer les angoisses de se voir déposséder de sa sexualité, comme de son intimité de couple. Parmi les nombreuses techniques disponibles, le sophrologue aura utilement recours à la Sophro-Acceptation-Progressive (SAP). Méthode de visualisation positive, elle permet d'augmenter la confiance en soi : en effet, le fait de se projeter positivement dans une démarche, permet non seulement à la femme d'être de nouveau actrice dans un parcours médical souvent subi, mais également de s'investir d'une capacité nouvelle de réussite.

Tout au long du parcours de FIV

Ces bénéfices sont multiples comme mentionnés au paragraphe ci-dessus.

Après le transfert d'embryon

L'une des périodes les plus critiques à vivre en PMA se situe après la réimplantation des embryons dans l'utérus. Sans recourir nécessairement à une consultation, la femme peut alors en toute autonomie appliquer les méthodes apprises en séance, pour se donner de la réassurance et vivre cette attente de façon plus sereine, en pratiquant les exercices de relaxation.

L'après PMA en cas d'absence de nidation et d'apparition des règles

L'accompagnement en sophrologie prend plus que jamais tout son sens et constitue une aide précieuse pour faire le deuil temporaire de maternité, voire de mobiliser sa capacité de résilience, lorsqu'il s'agissait de l'ultime tentative. Le sophrologue s'emploiera notamment à convoquer chez le sujet les sentiments de fierté personnelle et de joie d'être allée jusqu'au bout d'une démarche, et d'envisager de réinvestir, le moment venu, un autre projet.

« La vie, ce n'est pas avoir et obtenir, mais bien être et devenir. »
Myrna Loy

4. L'hypnose

Pour Milton Erickson, psychiatre et psychologue, créateur d'une technique d'hypnose, l'inconscient est profondément bon et puissant. L'inconscient serait capable de mobiliser des ressources intérieures, des potentialités susceptibles de conduire aux changements désirés. L'hypnose ericksonienne a pour but d'amener conscient et inconscient à travailler ensemble pour déclencher les changements utiles à la résolution du problème. Ainsi, l'hypnose a déjà fait ses preuves dans certains cas : anesthésie (certains centres de PMA font l'anesthésie de la ponction grâce à l'hypnose), arrêt du tabac...

Intérêt de l'hypnose sur l'infertilité

L'hypnose ericksonienne permet aux femmes ayant opté pour ce parcours de :

- dépasser la déception et/ou la culpabilité de ne pas être enceinte « spontanément » ;
- accepter et vivre les techniques de procréation médicalement assistée ;
- gérer les difficultés physiques et psychologiques liées au contexte et aux traitements ;
- transformer l'impatience en une attente plus sereine et confiante ;
- préparer et visualiser positivement la future grossesse ;
- vivre un couple harmonieux et une sexualité épanouie ;
- faire abstraction d'un train de vie trépidant.

Les bienfaits de l'hypnose lors d'une FIV

En mai 2006, une équipe israélienne a travaillé sur une étude visant à déterminer si l'utilisation de l'hypnose pouvait avoir un impact positif lors des transferts d'embryons.

En conclusion, cette étude originale suggère que l'utilisation de l'hypnose pendant le transfert d'embryons pourrait améliorer significativement les résultats d'un traitement FIV avec transfert, notamment sur les taux d'implantation et les taux de grossesse. En outre, il semblerait que le vécu des patients soit plus positif. Mais les résultats de cette étude restent malgré tout à confirmer.

Le Dr Paul Cohen-Bacri, directeur du laboratoire Eylau-Unilabs (Clinique de la Muette) a tenté l'expérience lors de transferts d'embryons lorsque la patiente était nerveuse ou stressée. Un membre de son équipe avait été spécialement formé pour cela.

Chez les femmes qui ont un col de l'utérus légèrement coudé, l'effet relaxant de l'hypnose aide à le redresser, ce qui favorise l'implantation et améliore sans doute le taux de réussite. L'hypnose est pratiquée en routine dans des centres de PMA en Suisse, en Autriche et en Allemagne.

Comment se déroule une séance ?

Un premier bilan d'infertilité est demandé afin de savoir si une cause connue et avérée existe. Par la suite, il est demandé à la patiente son explication du blocage : blocage au niveau de la paroi de l'utérus, difficultés pour l'ovocyte et le spermatozoïde de se rencontrer...

Puis la patiente est mise sous hypnose. Elle doit se laisser aller, perdre le contrôle en étant guidée par la voix de l'hypnothérapeute. Celui-ci l'amène à visualiser le nid prêt à accueillir le futur embryon ou, au contraire, de détendre et relâcher un ventre trop tendu.

La pratique est de trois séances, chacune à une semaine d'intervalle, dont la durée est de 45 minutes environ. Elle peut avoir lieu à n'importe quel moment, mais il est important d'en mesurer les bénéfices après trois cycles.

5. La parole qui libère

« Les maux du corps sont les mots de l'âme, ainsi on ne doit pas guérir le corps sans chercher à guérir l'âme. »
Platon

1) La psychologie ou la psychiatrie

Au-delà d'un soutien moral pour surmonter l'incapacité à avoir un enfant, un suivi psychologique apporte des solutions sur différents thèmes.

Pourquoi consulter un psychologue ?

Le rôle du psychologue – ou du psychiatre – se situe à plusieurs niveaux. Dans certaines situations où son diagnostic et son intervention sont essentiels (troubles des comportements alimentaires, par exemple).

D'autres situations, plus difficiles à diagnostiquer, peuvent également bénéficier d'une consultation. Les patients affectés par un choc émotionnel comme le décès d'un proche ou les personnes hyper-perfectionnistes sont susceptibles de créer des états provoquant des anomalies menant à l'infertilité.

Troubles psychologiques et organiques ?

Il est important de se méfier du « C'est dans ta tête ». Ce type de phrase peut nuire au couple en les culpabilisant et en mettant de côté les aspects médicaux. L'hypothèse d'un trouble purement psychologique est avérée lorsque celui-ci donne lieu par exemple à un problème de sexologie.

La relation parents/enfants

Le psychologue peut aussi intervenir dans les relations parents/enfants qui s'établissent parfois avant même que l'enfant ne soit conçu. Il s'agit ici d'accompagner les couples durant leur quête. Il faut parfois les préparer au fait que cet enfant ne sera jamais là, ou les aider à cheminer vers d'autres options telles que l'adoption ou le don. À l'inverse, il faut aussi accompagner les parents lorsque plusieurs enfants naissent après le traitement (cas de grossesses multiples).

Quelle est la démarche ?

Le psychologue peut être amené à rencontrer des couples à leur demande ou à la demande de l'un des deux, soit sur les conseils du gynécologue.

Dans les situations d'échecs à répétition, il est fréquent que des difficultés se révèlent. Le psychologue doit alors analyser quelles en sont les raisons pour aider le couple, bien au-delà de la simple technique médicale.

- Le désir d'enfant est-il similaire pour les deux membres du couple ?
- Un des deux membres du couple souffre-t-il d'un antécédent qu'il souhaite régler ?
- Existe-t-il un problème dans le couple ?

La relation couple/médecin

Le rôle d'un psychologue s'avère donc indispensable au sein d'une équipe médicale pour optimiser la prise en charge des couples infertiles ou en cours de bilan, face à une difficulté pour concevoir.

*« Il faut accepter
les déceptions
passagères,
mais conserver l'espoir
pour l'éternité. »*
Martin Luther King

2) Le coaching

Rappelons ce qu'est le coaching, mot galvaudé et souvent mal utilisé. Le coaching est un partenariat décidé pour un temps déterminé entre une personne et un spécialiste du développement personnel (coach). C'est un accompagnement qui démarre de là où vous vous trouvez (situation bloquée, constat, objectif à réaliser) pour aller jusqu'où vous avez décidé de vous trouver (situation souhaitée, objectif).

Le coaching en PMA, c'est quoi ?

Le coaching en PMA permet l'atteinte de différents objectifs, notamment de parler librement sans peur du jugement de sa situation, de lutter contre l'isolement social, de faciliter le parcours en l'expliquant. Il permet de renforcer son sentiment de confiance, d'apprendre à accepter l'échec et à cheminer vers d'autres choix pour accompagner le deuil de l'enfant biologique. En cas d'échec ou d'abandon, apprendre à faire le deuil de l'enfant. Comment accepter l'inacceptable ? Retrouver les plaisirs et le sens de l'existence, etc.

Les méthodes sont peut-être parfois similaires entre psychologie et coaching, mais le travail est très différent. Un psychothérapeute s'adresse en général à la globalité de l'individu ;

un coach fixe un changement de comportement précis. Ensuite, celui qui s'adresse à un coach ne se vit pas comme « malade » ou « dysfonctionnel », mais comme quelqu'un qui souhaite modifier des comportements, apprendre à vivre différemment, dépasser ses peurs, etc. Cela fait une différence énorme ! Le recours à un coach a donc une image plus positive.

Beaucoup de patients disent avoir peur d'aller voir un psychologue, car ils ne se sentent pas « fous » ni dysfonctionnant !

Le rôle du coach en PMA

Son travail est de donner aux couples une nouvelle dynamique, une approche à la fois sur les aspects pragmatiques tout autant que sur les aspects plus psychologiques, liés aux changements que va vivre le couple tout au long de son parcours. Le coaching est un outil, qui doit permettre d'offrir des solutions ou des champs de réflexions plus pragmatiques et concrets qu'une thérapie longue. Attention toutefois, n'importe qui peut s'instaurer coach, il n'y a pas de législation. Alors concernant les coachs en PMA, soyez vigilants aux formations des personnes qui vous reçoivent. Avoir suivi une PMA ne suffit pas à aider les autres, il faut des connaissances bien plus complètes sur les aspects médicaux, psychologiques, etc. !

« La vie,
c'est ce qui arrive
quand on est occupé
à d'autres projets. »

John Lennon

Conclusion, remerciements, bibliographie & carnet d'adresses

Conclusion

Nous avons exploré, tout au long de ces pages, le monde de l'infertilité. Un monde mal connu et silencieux, où les couples en mal d'enfant se sentent bien seuls. **Ce monde n'est pas un mal-être comme un autre. Il va bouleverser votre vie tout entière.** Vos aspirations, vos attentes ne seront plus les mêmes. C'est un chemin initiatique qui amène à une réflexion qui fait maturer et grandir. Ce chemin qu'il soit court ou long, qu'il soit dans le cadre d'une première ou d'une deuxième grossesse, peu importe, il est souvent douloureux et vécu comme des montagnes russes. Avec des jours de grands bonheurs, d'espoirs et des jours de souffrances et de dureté sans pareil !

Ce chemin est constitué de plein de petits deuils. Chaque premier jour de règles en est un, chaque retard de règles aussi, chaque traitement, chaque attente de résultats, chaque prise de sang...

Il naît de tout cela des êtres qui doivent quitter une vie souvent bien organisée, pleine de croyances et de certitudes, pour prendre des chemins de traverse moins sûrs et plus chaotiques.

Je ne connais pas une personne qui ait vécu une PMA sans douleurs ! Toutes en sortent différentes, qu'elles deviennent parents ou non.

Elles font de cette période une remise en question de leur vie. Je suis toujours très admirative de la force de toutes ces personnes.

Quel courage il faut pour supporter et pour continuer coûte que coûte.

Les enfants qui naissent de ces histoires débutent leurs vies avec un passé qui les porte déjà.

Quelle que soit la manière dont l'enfant arrive, s'il arrive, tous ces couples savent pourquoi **ils ont fait le chemin,** ils ont appris d'eux-mêmes et ils ont appris beaucoup sur leur couple.

Certains couples explosent, c'est un révélateur mais cela donne aussi naissance à d'autres vies.

Il est évident que toutes ces personnes ne font pas le chemin totalement seules ; elles sont entourées d'équipes médicales qui ont choisi de les aider à donner la vie. Des équipes qui sont investies pour nombre d'entre elles. Et comme ils ne sont que des hommes et des femmes et malgré la carapace dont ils doivent faire preuve pour supporter la douleur à laquelle ils sont confrontés, ne vous y trompez pas, ils sont aussi tristes parfois d'un résultat négatif ou d'une grossesse qui n'aboutit pas !

Ces couples sont aussi entourés de leurs proches qui même s'ils sont maladroits parfois, désirent leur bonheur, et par de petits actes essaient d'y contribuer.

À la question « Serai-je une femme le jour où je serai mère ? », je réponds évidemment non. Être femme ne se résume pas à ce seul acte, il y contribue peut-être. Mais être une femme, c'est avant tout une certaine sensibilité aux autres, aux choses et une force de résistance particulière.

Le bonheur ne se résume pas au fait d'avoir des enfants. Avoir des enfants est un bonheur en plus qui vient s'ajouter à tous les petits et grands bonheurs de la vie. C'est pourquoi il faut apprendre à s'écouter, à se faire plaisir et élargir son champ de pensée et à s'autoriser à voir les choses d'une autre manière. Vous ne serez pas plus heureux en devenant parents, vous découvrirez une autre forme de bonheur. Mais gardez en tête que pour devenir soi, il faut continuellement s'interroger, prendre des risques et parfois sortir des sentiers battus. Il faut se révéler et savoir être fier de soi indépendamment de la maternité ou de la paternité !

Prenez le temps lors de ce chemin, de vous en écarter pour mieux y revenir, de prendre le temps de la réflexion. Tout ne sera pas acceptable, tout ne sera pas à votre portée. Accepter de dire non parfois, c'est fermer une porte, mais s'ouvrir un autre chemin. Il n'y a pas de bons ou de mauvais choix, il ne doit y avoir que des chemins qui soient pleinement les vôtres, pleinement en accord avec vous.

J'espère que ce livre vous aidera à mieux appréhender et comprendre votre parcours autant qu'à vous déculpabiliser de vos ressentis. Bonne route à vous tous, et n'oubliez pas que la vie est un long fleuve tranquille… parsemé d'embûches çà et là !

« Il faut toujours viser la lune, car même en cas d'échec, on atterrit dans les étoiles. »

Oscar Wilde

Remerciements

Merci au professeur Renato Fanchin et au docteur Charles Brami pour leur soutien sans faille, pour leur collaboration active à ce livre, autant que dans tous les moments de ma vie professionnelle !

Merci à tous les professionnels de santé avec qui je collabore au quotidien, avec une mention spéciale pour ceux de la première heure, comme le Professeur Hervé Fernandez, le docteur Silvia Alvarez, ou encore le docteur Chadi Yatzbeck...

Merci aux équipes de l'Hôpital américain pour leur accueil et leur confiance renouvelée.

Merci à Stéphanie Nicolian, sage-femme acupuncteur ; Joëlle Nativel-Lecoq, sophrologue et Delphine Bihr, ostéopathe, toutes les trois spécialistes de l'infertilité, pour leur collaboration à l'écriture de la partie « Être accompagné pendant son parcours ».

Merci à mes proches de me porter et me supporter dans toutes mes aventures : comme ce livre, mon changement de vie professionnelle ou enfin celle de la PMA !

Merci aux équipes des Éditions Jouvence et particulièrement à Charlène Guinoiseau-Ferré, pour sa gentillesse, sa disponibilité et son implication.

Merci enfin à mes patients, de leur confiance renouvelée et de leurs bébés qui sont déjà venus, en cours ou à venir, c'est pour moi un merveilleux cadeau dont je ne me lasse pas.

Bibliographie

- FANCHIN Renato, *La Stimulation ovarienne. Concept et réalité,* Med'Com, 175 p.
- BRAMI Charles et CHEVALIER Guy, *Je veux un enfant,* Éditions Stock.
- DESJARDINS-SIMON Joëlle et DEBRAS Sylvie, Les *Verrous inconscients de la fécondité,* Éditions Albin Michel, 256 p.
- JEAN Miguel et PETIT Line, *Le Couple face à l'infertilité,* Éditions Albin Michel, 208 p.
- FORGALI Amandine, *1001 choses à ne pas dire aux infertiles,* Rebelle Éditions.
- JUMEL-LHOMME Géraldine, *L'Impossible Enfant. Don d'ovocytes, l'envers du décor,* Éditions Eres, 208 p.
- PETIT Marion, *Naissance d'une mère. Témoignage sur le deuil périnatal,* Éditions Independently published, 107 p.
- BYDLOWSKI Monique, *Je rêve un enfant : l'expérience intérieure de la maternité,* Éditions Odile Jacob, 204 p.
- FLIS-TRÈVES Muriel, *Le Deuil de maternité,* Éditions Calmann-Lévy, 176 p.
- FLIS-TRÈVES Muriel, *Elles veulent un enfant,* Éditions Albin Michel, 215 p.
- TILMANT Isabelle, *Ces femmes qui n'ont pas d'enfant. La découverte d'une autre fécondité,* Éditions De Boeck, 196 p.
- LAPUSS', *In Vitro Veritas,* Éditions Monsieur Pop Corn, 48 p.

Carnet d'adresses

Quelques associations sur l'infertilité :

- Associations MAIA : www.maia-asso.org
- Association BAMP : www.bamp.fr
- Association FIVfrance : www.fivfrance.com
- Association ENDOFRANCE : www.endofrance.org
- Association ENDOMIND : www.endomind.org
- Association ADDED (Association des enfants du don) : www.added.fr

Sites d'informations (professionnels) :

Les CECOS : Centre d'étude et de conservation des œufs et du sperme humains.

- www.cecos.fr

Agence de Biomédecine :

- www.dondovocytes.fr
- www.procreation-medicale.fr
- www.dondespermatozoides.fr

Sites de professionnels :

- www.experts-infertilite.fr
- www.gyneco-online.fr
- www.cngof.fr (Collège national des gynécologues et obstétriciens français)
- www.agence-adoption.fr Agence française de l'adoption
- www.adoptionefa.org/ Fédération nationale enfance et familles d'adoptions

Dans la même collection

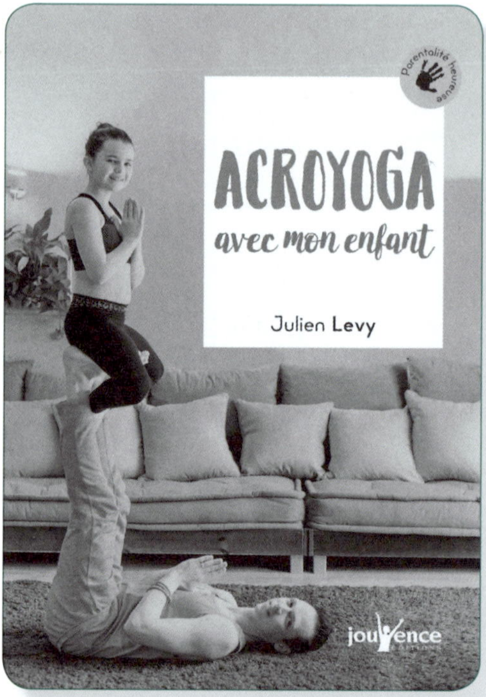

Acroyoga avec mon enfant, Julien Levy
216 pages · 16,90 €

Vous avez tous déjà fait de l'acroyoga sans le savoir ! Et avez-vous déjà pensé que vous pourriez transmettre assurance et stabilité à vos enfants grâce à cette activité ?

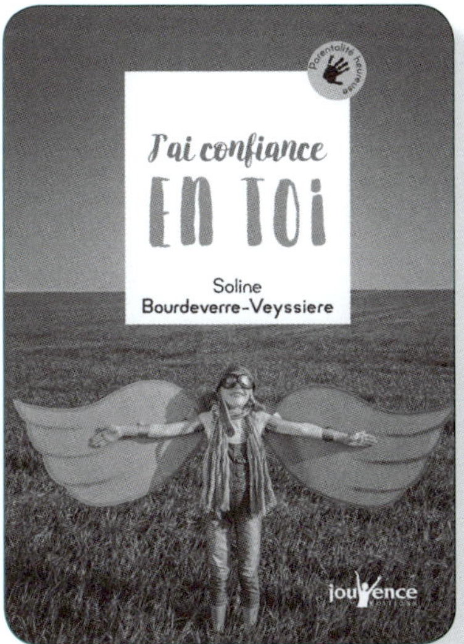

J'ai confiance en toi,
Soline
Bourdeverre-Veyssiere
200 pages · 14,90 €

Chaque individu vient au monde avec une petite graine de confiance en soi. À chacun de nous (parent, éducateur, enseignant...) de veiller à ce que cette dernière s'enracine de façon durable, et puisse pousser.

50 astuces pour que mon enfant mange des fruits et des légumes,
Nicole Béguin
176 pages · 8,90€

Des solutions simples et astucieuses pour manger équilibré en famille sans appréhensions.

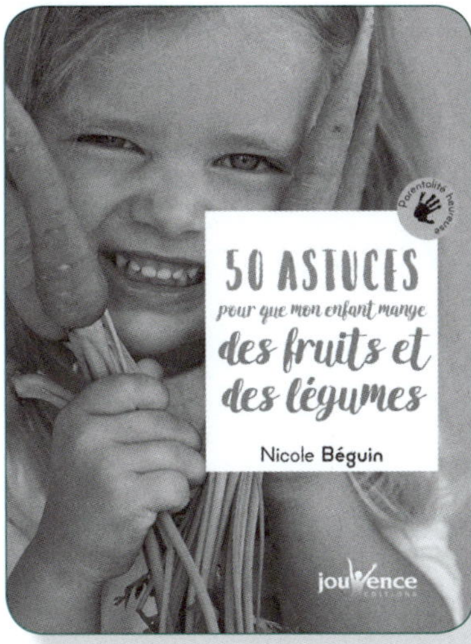

Dans la même collection

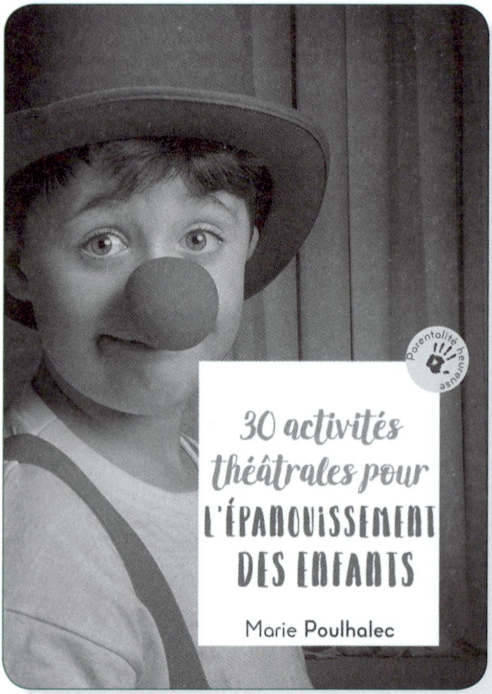

30 activités théâtrales pour l'épanouissement des enfants, Marie Poulhalec
216 pages • 14,90 €

Ce livre propose des activités ludiques et concrètes, extraites des principales pratiques théâtrales, pour permettre aux enfants de développer leur créativité, leur écoute, leur confiance, leur talent… et aussi pour les aider à mieux se connaître.

Dépôt légal : septembre 2018
Achevé d'imprimer en août 2018
Imprimé en Bulgarie